Integraldynamik

FSC
www.fsc.org
MIX
Papier aus verantwortungsvollen Quellen
Paper from responsible sources
FSC® C105338

Veröffentlicht 2015
Cover Design: fragment eight media
Grafiken: Martin Schmid
Herstellung und Verlag: BoD GmbH, Norderstedt
ISBN 978-3-906318-07-3

Versicherung ist Sache der Teilnehmer. Wer die im Buch beschriebenen Übungen praktiziert, tut dies auf eigene Verantwortung. Autor und Verlag übernehmen keine Haftung.

fragment8.com | integralmovement.info | integraldynamik.com

Martin Schmid

Integraldynamik

Die Methodik der Bewegungs-, Achtsamkeits- und Lebenspraxis

Übungen

Einleitung

Dieses Büchlein enthält alle Übungen, die in der Gesamtausgabe der *Integraldynamik* zusammengefasst sind. Integraldynamik als Methodik besteht nicht aus Übungen, sondern aus zehn Verben. Die Übungen formen sich durch den Kontext. Die hier versammelten Übungen sind also nicht alle, die möglich sind – obwohl mit dem Übungsfächer Millionen von Übungen möglich sind.

Sind Sie bereits sehr erfahren, bieten die Übungen eine übersichtliche Orientierung. Sie können das Übungsbuch nutzen, wenn Sie die Gesamtausgabe nicht immer durchwälzen wollen, aber jederzeit darauf zurückgreifen können, oder als Ergänzung zum Unterricht.

Integraldynamik lässt sich mit einem Betriebssystem vergleichen. Das Betriebssystem ist entscheidend dafür, wie Information aufgenommen und verarbeitet wird, welche Programme es unterstützt und wie die Benutzerfreundlichkeit ist. Der Code der Integraldynamik ist ganz einfach, so simpel wie möglich, direkt und unmittelbar: zentrieren, öffnen, ausdehnen, verbinden, integrieren, differenzieren, bezeugen, empfinden, subtilisieren und verwesentlichen.
Zehn Verben.
Alles Andere ist eine Übersetzung.

Rifferswil, Sommer 2015, Martin Schmid

Der integraldynamische Prozess

Übung

Er-innern

Wenn Sie sich in einer Situation finden, in der Sie sich verlieren, die chaotisch abläuft oder in der Sie das vage Gefühl beschleicht, dass man das auch etwas intelligenter lösen könnte, erinnern Sie sich:

Betrachten Sie die Lage. Beobachten Sie die Situation. Vielleicht finden Sie ein dominantes Verb, zum Beispiel diskutieren, resignieren oder zerstreuen.

Er-innern Sie, indem Sie die Sinne nach innen wenden. Kurz innehalten. Zentrieren. Wie lauten die Verben des integraldynamischen Prozesses nochmal? Welches Verb ist in dieser Situation am hilfreichsten?

Bringen Sie dieses Verb nach außen, indem Sie es verkörpern.

Forscherfutter

Wo möchten Sie die Integraldynamik entfalten lassen?

In eine Methode, die Sie bereits praktizieren?

In Ihren Körper?

In Ihre Wahrnehmung?

In Ihr Interpretationssystem (engl. «mind»)?

Ihrem gegenwärtigen Interpretationssystem auf der Spur

Diese Fragen können nur als Impulse dienen, führen Sie aber auf die richtige Spur. Schreiben Sie die Antworten auf, um nachher damit arbeiten zu können.

Ist Ihre Praxis bereit dafür, dass Potenziale freigesetzt werden? Oder ist es ein geschlossenes System, eine «Schule», eine unabänderliche «Lehre»?
Gibt es potenzialhemmende Eigenschaften Ihrer Praxis, Methode, Schule oder der Lehre, der Sie folgen?

Was sind Ihre Werte, was ist Ihnen wichtig? Wofür leben Sie? Welche Ansichten, Meinungen und Urteile übernehmen Sie unhinterfragt oder haben Sie von Ihren Eltern übernommen? Was engt Sie ein? Wo ist diese einengende Instanz? Innen? Außen? Was sind nicht förderliche Eigenschaften des Zeitgeistes oder unserer Gesellschaft?

Können Sie das, was Ihnen wichtig ist, und das, was Sie einengt, durch Verben ersetzen? Wie lauten diese?

Forscherfutter

Bestandesaufnahme

Stehen Sie oder bewegen Sie sich wahrnehmend und empfindend.
Scannen Sie den Körper wahrnehmend und empfindend, als würden Sie auf einem Scanner liegen, von oben nach unten:

- Wie fühlt sich der Körper an?
- Ist er locker oder angespannt?
- Wo ist Anspannung? Wo ist Entspannung?
- Ist der Körper stabil oder zerbrechlich?

Beginnen Sie mit dem Offensichtlichen, mit dem, was Sie physisch spüren, und verfeinern Sie diese Wahrnehmung mehr und mehr.

Übungen

Qualitäten bezeugen und empfinden

Unterscheiden Sie Qualitäten:

- äußere Wärme und Kälte
- äußerliches Fließen und Stocken
- innere Wärme und Kälte
- innerliches Fließen und Stocken
- Energielevel: Fülle und Leere
- innere (psychische) Befindlichkeit: still oder aufgewühlt, gesammelt oder zerstreut,
  Schwerpunkt oben oder unten

Das Empfinden differenzieren

Spüren Sie Ihre Kleidung. Spüren Sie den Kontakt zum Boden. Spüren Sie laut schreiende Verspannungen.

Wo im Körper spüren Sie Ihren Atem?

Wie fühlt sich Ihre Kleidung am Körper an?
Fühlen Sie innere Wohlfühlzonen (zum Beispiel der Herzraum, das Becken).
Wo im Körper können Sie Ihren Atem fühlen, auch wenn er nicht mehr klar physisch wahrnehmbar ist?
Empfinden Sie eine Position, eine Haltung, eine Bewegungsqualität.
Wo empfinden Sie Ihren Atem?

Quellen empfinden
Richten Sie Ihr Empfinden auf die einzelnen Quellen des Empfindens.

- Damm
- Becken
- Solar Plexus
- Herz
- Nacken und Hals
- zwischen den Augenbrauen («Drittes Auge»)
- Scheitel

Beobachten Sie in einem zweiten Durchlauf, wie Sie auf Ihre Empfindungen reagieren.
Machen Sie die Übung immer wieder und nehmen Sie Veränderungen wahr.
Differenzieren Sie die Übung, indem Sie die Quellen differenzierter lokalisieren und im Hinblick auf die obigen Qualitäten empfinden.

- Damm
- Becken vorne
- Becken hinten (unterer Rücken)
- Becken innen
- Solar Plexus (Magengegend)
- mittlerer Rücken
- im Körper, Zwerchfell
- Herz vorne
- Oberer Rücken zwischen den Schulterblättern
- Herz innen
- Hals vorne (Kehlkopf)
- Hals hinten (Nacken und Halswirbelsäule)
- zwischen den Augenbrauen
- Hinterkopf
- im Kopfinnern
- Scheitel

Die Quellen im Alltag wahrnehmen

Beobachten Sie, wie die Qualität des Empfindens der Quellen im Alltag sich verändert.

Wie verhält sich eine bestimmte Quelle in verschiedenen Umgebungen?

- Wie reagiert sie auf verschiedene Situationen? Wann sprudelt sie, wann verschließt sie sich, wann empfängt sie, wann ist sie in stiller Resonanz?
- Wie reagiert sie auf verschiedene Menschen? Wann sprudelt sie, wann verschließt sie sich, wann empfängt sie, wann ist sie in stiller Resonanz?
- Wie reagiert sie auf Musik? Wann sprudelt sie, wann verschließt sie sich, wann empfängt sie, wann ist sie in stiller Resonanz?

- Erinnern Sie sich, dass nicht «sie» reagiert. Sie sind es. Die Quellen und Sie sind nicht getrennt.

Integrale Bewegung

Übungen zum Sinken

Das Stehaufmännchen

Gibt es sie heute noch? Die Spielzeugfiguren, die unten schwer (und rund) und oben leicht sind, und die sich immer wieder aufrichten. Es gibt sie noch! Sie sind eines! Bewegen Sie sich wie eines.

Wasser-Sandmännchen

Stellen Sie sich vor, Ihr Körper sei hohl – aber nicht leer. Sie sind in Bewegung. Ihre Arme sind mit Sand gefüllt, der Rest des Körpers mit Wasser. Wenn Sie den Arm ausdehnen, rieselt der Sand langsam in die Füße. Dadurch steigt das Wasser nach oben in die Arme.

Unten schwer

Stellen Sie sich vor, dass in Ihrem Innern immer etwas sanft nach unten sinkt und das «Untere» schwer macht. «Unten» können die Ellbogen sein, wenn sie tiefer sind als das Handgelenk. Unten sind die Unterseiten der Arme, wenn sie in einer horizontalen Lage sind. Unten sind die Hände, wenn die Arme an der Seite hängen.

Unter dem Wasserfall stehen

Stellen Sie sich vor, Sie stehen unter einem Wasserfall. Am besten an einem schönen Ort, mit idealer Wassertemperatur. Das Wasser rieselt unaufhörlich an Ihnen hinunter.

Sanduhr sein

Stellen Sie sich vor, Sie sind eine Sanduhr, in der unaufhörlich Sand vom Oberkörper in die Beine rieselt.

Das Gewicht unter dem Boden verlagern

Stellen Sie sich vor, wie das Gewicht nach unten in den Boden sinkt. Wenn Sie nun das Gewicht verlagern, verlagert es sich unter dem Boden durch in den anderen Fuß.

In der Pyramidenspitze stehen

Stellen Sie sich vor, sie stünden in der Spitze einer Pyramide, die, wie ein Eisberg, weit in den Boden reicht und immer breiter wird, wie das Pyramiden so zu tun pflegen. Machen Sie die Spitze nicht zu eng, damit Sie sich wohl fühlen. Wenn Sie sich bewegen, wandert die Pyramide mit.

Der Zwilling auf der anderen Seite

Stellen Sie sich vor, Sie stünden auf sich selbst – Fuß auf Fuß. Als würden Sie auf einem Spiegel stehen. Jede Bewegung, die Sie machen, macht Ihr Zwilling auf der anderen Seite auch. Sie brauchen also viel Vorstellungskraft, die weit nach unten reicht. Wenn Sie damit noch nicht genug gefordert sind, stellen Sie sich vor, dass der Zwilling, während Sie aufeinander stehen, immer die gegensätzliche Bewegung macht. Verlagern Sie das Gewicht nach vorne, verlagert er es nach hinten. Heben Sie die rechte Hand nach vorne, bringt er die linke Hand nach hinten usw.

Nach unten

Wann immer Sie Ihr Gewicht verlagern: Verlagern Sie es nach unten. Nicht vorwärts, nicht rückwärts, nicht seitwärts. Nach unten. Geben Sie jeder Bewegung diese Nach-Unten-Qualität.

Dynamik

Übung zum Zentrieren

Stehen Sie schulterbreit. Ihre Zehen zeigen nach vorne, die Knie sind über den Zehen, das heißt, Sprunggelenke, Knie und Hüftgelenke bilden eine Linie. Entspannen Sie das Becken, den unteren Rücken, die seitlichen Bauchmuskeln. Entspannen Sie *nach unten*. Lassen Sie Ihre Schulterblätter nach hinten unten zum Kreuzbein fallen. Richten Sie Ihren Kopf entspannt auf.
Verlagern Sie Ihr Gewicht sanft etwas nach hinten und nach vorne und pendeln Sie sich in die Mitte ein. Ihre Arme ruhen locker an Ihrer Seite. Stehen Sie und entspannen Sie. Nehmen Sie wahr und empfinden Sie.

Aus der Potenzialdynamik

LEBEN – die Wunderpille

*Schlucken Sie davon jeden Tag eine Stunde. LEBEN ist der Kern und die Essenz der Ressourcenkompetenz und damit des Zentrierens im Leben. LEBEN ist **L**icht, **E**rnährung, **B**ewegung, **E**ntspannung und **N**atur.*

Übung zum Öffnen

Sie stehen und entspannen. Stellen Sie sich vor, Sie hätten eine ausdehnende, kugelförmige Kraft in Ihrem Becken. Diese Kraft richtet Sie – ohne dass Sie Ihre Muskeln anspannen – sanft auf. Auf alle Seiten: Die Wirbelsäule richtet sich auf, der Rippenbogen weitet sich etwas. Mit der Zeit weiten sich sogar die Beine, die Hüft-, Knie- und Sprunggelenke. Jetzt aber weiten sich die Schultern, als würde ein kleiner Raum darin entstehen. Sie weiten sich, indem sie sich öffnen, nicht indem Sie sie öffnen. Sie öffnen sich, und dadurch kann Raum in Sie einströmen. Indem Raum in Sie einströmt, geschieht öffnen.

Übung zum Ausdehnen

Sie stehen, sinken, entspannen und sind offen. Lassen Sie das Öffnen größer werden, indem Sie ihr nicht im Weg stehen. Sie erlauben dem Raum, sich auszudehnen. Ihre Gelenke dehnen sich von innen her aus, Ihre Zentren des Empfindens weiten sich. Ihr Wahrnehmen und Empfinden dehnt sich aus.

Übung zum Verbinden

Bringen Sie Ihr Stehen in Bewegung, indem Sie einen Schritt machen. Ganz langsam. Heben Sie ein Bein, stellen Sie den Fuß ohne Gewicht ab, verlagern Sie das Gewicht. Ganz langsam. Und dann noch einen. Und noch einen. Gehen ist Stehen in Bewegung. Nehmen Sie die Verbindungen wahr und empfinden Sie sie: Die Verbindungen von Sprunggelenk über die Oberschenkel zum Knie, die Verbindung vom Knie über die Waden zum Fuß, die Verbindung der Waden und dem Fuß. Was geschieht mit Ihrem Oberkörper? Müssen Sie mit dem Oberkörper ausbalancieren, oder ruht er auf den Beinen und schwingt sachte mit? Ihr Wahrnehmen und Empfinden vernetzt sich mit Ihrer Bewegung.

Übung zum Integrieren

Sie stehen oder Sie gehen, wie Sie es vorher praktiziert haben: zentriert und entspannt, sinkend, offen, ausgedehnt und vernetzt. Lassen Sie nun eine Bewegung aus dem Zentrum entstehen und führen Sie sie ins Zentrum zurück. Das Zentrum, das ist Ihr Becken. Lassen Sie zentrierte Bewegung durch öffnen, ausdehnen und verbinden (mit etwas Größerem) entstehen und führen Sie sie immer wieder zum Zentrum zurück. Achten Sie darauf, dass dieses Zurückführen nicht eine gemachte Sache ist, sondern eine ganz natürliche Selbstverständlichkeit.

Selbstverstärkende Zyklen

Forscherfutter zum Atem

- Ist der Atem tief oder oberflächlich?
- Ist der Atem eher oben (Brustbereich) oder unten (Bauchbereich)?
- Wie lange dauert das durchschnittliche Einatmen?
- Wie lange dauert das durchschnittliche Ausatmen?
- Ist der Atem fließend oder stockend?
- Gibt es zwischen Einatmen und Ausatmen eine Pause? Ist der Übergang fließend?
- Wenn ich meinen Atem empfinde, wie würde ich ihn dann benennen? (z.B. frei, gehemmt, unscheinbar, energievoll etc.)

Übungen zum Atem

Sich dem Atem nähern

Nähern Sie sich dem Atem behutsam. Wenn Sie sich ihm zu schnell und zu vehement, ja auch zu interessiert nähern, erschrickt er. Beobachten Sie ihn interessiert, aber so, dass er sich frei bewegen kann, ohne zu erschrecken, ohne sich beobachtet zu fühlen, ohne sich eingeschränkt zu fühlen. Beobachten Sie, ohne zu bewerten. Ihr Atem muss nicht bewertet werden, er muss wahrgenommen werden.

Atmen

Sie bewegen sich in der Ihnen vertrauten Bewegungspraxis. Nun beziehen Sie den Atem ein.

1. Seien Sie sich gewahr, dass Sie atmen. Nur das. «Wissen» Sie, dass Sie atmen. Der Punkt dabei: Bleiben Sie in diesem Gewahrsein. «Wissen» Sie es mit jedem Atemzug neu.
2. Erforschen Sie, wie lange Ihr Atem ist. Erforschen Sie, wie das Verhältnis von einatmen und ausatmen zueinander ist.
3. Entspannen Sie in den Atem und lassen Sie ihn sinken. Entspannen Sie Ihren Körper und den Kultivations-Zustand. Lassen Sie beide still werden.
4. Lassen Sie den Verstand sinken und die Wahrnehmung steigen. (The mind sinks, the spirit rises.)
5. Lassen Sie den Kultivations-Zustand ausdehnen, vor allem das Empfinden. Ganz natürlich, ohne etwas zu forcieren. Wo spüren/fühlen/empfinden Sie den Atem? Nehmen Sie wahr und empfinden Sie vom Zentrum nach außen bis in die Fingerspitzen und Zehen.
6. Lassen Sie den gesamten Körper mitatmen. Mit jedem Einatmen öffnet sich der ganze Körper ein wenig. Er entfaltet sich. Beim Ausatmen faltet er sich wieder ein. Wie eine Blume, die ihre Blüte schließt – entspannt und ohne sich zu verschließen.
7. Atmen Sie seiend mit dem ganzen Körper, mit dem ganzen Kultivations-Zustand.
8. Empfinden Sie, wo sich der Atem besonders zeigt. Verweilen Sie an diesem Ort. Empfinden und beobachten Sie, ob Ihre Präsenz etwas ändert.

9. Falls aus dem Atem heraus eine neue Bewegung entsteht, lassen Sie sie entstehen. Achten Sie dabei aber darauf, keine Bewegung zu produzieren.

Die drei Atem erspüren, erfühlen und empfinden

Erspüren Sie den vitalen Atem: Ihre körperlichen Atembewegungen. Wo sind sie, wie sind sie? Im Brustkorb? Im Bauch? Im Becken? Im unteren Rücken? Im mittleren Rücken? Im oberen Rücken? In den Schultern, im Nacken?
Subtilisieren Sie nun Ihr Wahrnehmen, indem Sie dran bleiben, ohne am Wahrgenommenen anzuhaften.
Erfühlen Sie den subtilen Atem. Sie können den subtilen Atem als ein Fließen (und Stocken) wahrnehmen, auch in Bereichen, in denen der vitale Atem nichts mehr physisch bewegt. Etwa in Ihren Händen, in Ihren Füßen, in Ihrem Sacrum.
Verwesentlichen Sie nun Ihr Wahrnehmen, indem Sie dran bleiben, ohne am Wahrgenommenen anzuhaften.
Empfinden Sie den ursprünglichen Atem. Der ursprüngliche Atem war schon da, bevor Sie Ihren ersten vitalen Atemzug gemacht haben. Er ist das Leben selbst, das in jeder Zelle strömt. Wo empfinden Sie dieses strömende, pulsierende, heitere Leben in der tiefen Stille Ihres Wahrnehmens?

Atemtipps

Nasenatmung und Mundatmung

Es ist ein Unterschied, ob wir durch die Nase oder durch den Mund atmen. Nehmen Sie diesen Unterschied wahr und empfinden Sie ihn. Atmen Sie generell durch die Nase, da die Nase die Funktion hat, die Luft zu säubern, zu prüfen und zu befeuchten. In bestimmten Fällen kann es jedoch sinnvoll sein, durch den Mund zu atmen.

Atmen wie ein Fluss

Sie atmen bewusst, natürlich und entspannt. Achten Sie darauf, dass zwischen ausatmen und einatmen und zwischen einatmen und ausatmen keine Pause entsteht, sondern der Atem stetig fließt wie ein Fluss.

Die volle Atmung

Sie atmen bewusst, natürlich und entspannt. Lassen Sie nun das Einatmen wie auch Ihr Ausatmen entspannt größer werden ohne etwas zu forcieren. Initiieren Sie dies, indem Sie ein wenig mehr ausatmen. Dadurch wird Ihre Atemfrequenz auch langsamer.

Die vollständige Atmung

Sie atmen bewusst, natürlich und entspannt. Wenn Sie bei der Übung der vollständigen Atmung nicht immer wieder in die Entspannung zurückkehren können, machen Sie zuerst die Übung «volle Atmung».

Atmen Sie für die vollständige Atmung ganz aus. Pressen Sie so viel Luft wie möglich (bis auf das Residualvolumen) aus der Lunge. Atmen Sie so tief wie möglich ein (natürlich maximal entspannt, bis zur so genannten Vitalkapazität). Füllen Sie Ihre Lungen dabei von unten her, d.h. dehnen Sie zuerst die unteren Bereiche der Lunge und weiten Sie die Dehnung allmählich nach oben. Atmen Sie auf diese Weise weiter.

Ganzkörperatmung

Sie atmen eine fließende, volle Atmung (keine vollständige), und nehmen die Atembewegung in Ihrem Bauch und Ihrem Brustkorb wahr und empfinden Sie. Weiten Sie Ihren Kultivations-Zustand auf Ihren Rücken, Ihr Becken, den Nacken und die Schultern, die Hüften, die Arme und Hände, die Beine und Füße (insbesondere die innere Wölbung) und den Scheitel. Wo spüren/fühlen/empfinden Sie den Atem? Vergegenwärtigen Sie sich, wie der ganze Körper Atemenergie aufnimmt, nicht nur die Nase.

In einem zweiten Schritt nehmen Sie wahr und empfinden, wie die gesamte Haut mitatmet.

In einem dritten Schritt nehmen Sie wahr und empfinden, wie die Quellen des Empfindens mitatmen, und zu Atemquellen werden. Die gesamte Fülle Ihres Menschseins beginnt zu atmen.

Die Atmung der Goldenen Linie

Dies ist eine fortgeschrittene Atemtechnik, welche eine Visualisation zu Hilfe nimmt. Visualisationen fördern Illusionen, wenn sie nicht im Körper verankert werden, das heißt eine Empfindungsqualität entwickeln. Visualisationen fördern aber ein tieferes/umfassenderes Erleben, wenn sie eben diese Empfindungsqualität entwickeln.

Stellen Sie sich vor, dass Ihr Damm und Ihr Scheitel mit einer Linie verbunden sind. Sie entspricht dem Lot im ausgerichteten Körper. Atmen Sie in einer der vorher vorgestellten Arten. Visualisieren Sie, dass beim Einatmen ein kleines Kügelchen die Linie vom Damm her im Körperinnern hochfährt wie ein Fahrstuhl in einem Schacht. Wenn Sie ausatmen, fährt das Kügelchen wieder hinunter. Falls Sie in einem Atemzug nicht ganz nach oben kommen, forcieren Sie den Atem auf keinen Fall um die «Fahrzeit» zu verlängern. Fahren Sie einfach so weit, wie Sie können. Allmählich wird die Strecke länger werden, bis Sie am Scheitel ankommen.

Sollte Ihnen dabei schwindlig werden oder sollten sich Kopfschmerzen bemerkbar machen, fahren Sie nur bis auf die Höhe leicht oberhalb des Herzens. Haben Sie das etabliert, können Sie beginnen, bis zum Scheitel zu gehen.

Visualisieren Sie diese Atmung so lange, bis sie eine Empfindungsqualität entwickelt, die irgendwie mit einer «stabilen vertikalen Mitte» beschrieben werden kann. Erlauben Sie Ihrem Körper, dieser sich aufbauenden Stabilität zu folgen, wenn er das will. Vielleicht richtet er sich mehr auf, vielleicht knacken sogar Wirbel.

Haben Sie diese Atmung etabliert, können Sie weitergehen: Verlängern Sie die Linie vom Damm bis zum Boden und atmen Sie der längeren Linie entlang, bis sich auch hier eine Empfindungsqualität einstellt. Dann können Sie die Linie bis in den Erdmittelpunkt verlängern.

Wenn Sie das integriert haben, verlängern Sie die Linie sachte über den Scheitel hinaus. Allmählich, ganz allmählich, können Sie die Linie verlängern, bis Sie in der Unendlichkeit des Kosmos ankommen. Das darf aber auf keinen Fall auf Kosten der unteren Linie in den Erdmittelpunkt geschehen.

Wenn Sie das mühelos beherrschen, können Sie den unteren Linienteil durch den Erdmittelpunkt verlängern, bis auch er in der Unendlichkeit des Kosmos ankommt. Dann sind Sie der fest definierte Punkt, welcher die Unendlichkeit krümmt und schließt.

Wenn Ihnen das zu fantastisch klingt, bleiben Sie einfach bei der Linie in Ihrem Körper.

Diese Technik nenne ich die Atmung der «Goldenen Linie», weil es eine sehr wertvolle Atemtechnik sein kann.

Prinzipien, Gestalt und Äußerungen

Übung zur Nominalisation

Was Ihnen wichtig ist

Notieren Sie zehn Aspekte Ihres Lebens, die Ihnen wichtig sind (keine Personen).

Lesen Sie erst weiter, wenn Sie das getan haben.

Haben Sie Ihre zehn Wörter aufgeschrieben, streichen Sie die Nomen oder ersetzen Sie sie durch Verben, wo es einfach geht (aus Wahrnehmung wird z.B. wahrnehmen).

Was bleibt?

Gegen-Übung

Die Tragweite der Nominalisierung erfahren, indem Sie sie umkehren

Kehren Sie die Nominalisierungstendenz um und «verbalisieren» Sie, womit nicht das Aussprechen gemeint ist: Verkörpern Sie «baumen», «blumen», «sonnen» «monden», «sternen», «bildern», «sommern», «wintern», «herbsten», «frühlingen», «adlern» «gewittern», «hirschen» etc. Machen Sie die einem Nomen formgebende Energie, zu einer verkörperten Empfindung. Sie werden feststellen, wie Sie das machen, was Schamanen in ihren Praktiken machen, welche einen wichtigen Einfluss auf die Entwicklung von Bewegungs- und Heilkünsten hatten.

Forscherfutter zu Tensegrity

Tensegrity spielen

Um ein Gefühl für die Tensegrity-Struktur zu bekommen, kaufen Sie sich eines dieser Kinderspielzeuge für die Kleinsten, das einige Hölzchen und elastische Bänder zu einer geometrischen Figur vereint, und das dem Kind nicht weh tun kann, weil es so flexibel ist. Spielen Sie damit, erforschen Sie es. Das bringt um das Vielfache mehr, als wenn Sie darüber lesen.

Tensegrity basteln

Basteln Sie ein Tensegrity-Modell. Anleitungen dazu finden Sie im Internet.

Übungen

Eine Tensegrity-Struktur aufbauen

Stellen Sie sich vor: Ihre Füße sind eine Tensegrity-Struktur. Viel Raum hat es darin. Die Knochen schweben in einem Netz, das die Belastung optimal ausgleicht. Dasselbe mit den Beinen. Dann die Hüften, der Oberkörper, die Arme, bis alles eine Struktur ist.

Sich vom Wind bewegen lassen

Stellen Sie sich vor, der Wind bewegt Ihre Tensegrity-Struktur. Oder stehen Sie tatsächlich im Wind und lassen Sie sich sanft bewegen. Sie sind ein T-Mobile.

Raum sein

Sie sind eine Tensegrity-Struktur. Sie sind vor allem Raum. Ganz viel Raum. Bewegen Sie sich oder lassen Sie sich wie in der Partnerübung bewegen. Empfinden Sie dabei, wie sich der Raum der Struktur verändert.

Raum bewegen

Sie sind eine Tensegrity-Struktur. Sie sind vor allem Raum. Ganz viel Raum. Bewegen Sie sich mit der Vorstellung, den Raum der Struktur zu verändern statt Knochen und Muskeln zu bewegen.

Partner-Übung

Struktur ohne Muskeln und ohne Psyche

Sie stehen als Tensegrity-Struktur.

Ihr Partner stupst sie an oder schiebt ganz sachte ein wenig. Sie haben keine Muskeln.

Die Struktur an sich kann nicht re-agieren, sie kann keinen Widerstand geben. Denn sie besteht aus Bindegewebe. Sie kann nur als Gesamtheit den Impuls aufnehmen. Sie hat keine andere Wahl. Geben Sie sich auch keine andere Wahl. Jeder Impuls geht bis in die Füße hinunter. Entspannen Sie vor allem auch den Torso so, dass er eine flexible Struktur ist.

Linien-Übungen

Nehmen Sie sich jede Linie zuerst einzeln und dann kombiniert in folgenden Situationen vor:

- im Stehen
- im langsamen Gehen
- im Rückwärtsgehen
- mit großen Schritten
- im schnellen Gehen
- im Joggen

Struktur-Tipps

Die Füße

- Stehen Sie und achten Sie auf Ihre Füße. Nehmen Sie wahr, wie Sie stehen. Wie Ihre Füße Kontakt mit dem Boden machen. Sind beide Füße gleich belastet? Sind die

Füße entspannt, oder krallen Sie sich mit den Zehen am Boden fest? Spüren Sie eine Verspannung? Wie ist die Gewichtsverteilung? Wo ist das Gewicht? Ist es vor allem auf der Ferse, ist es auf den Zehenballen, ist es auf der Innenkante oder der Außenkante, oder ist es gleichmäßig verteilt?

- Achten Sie darauf, dass die Gewichtsverteilung auf einem stabilen Dreieck fußt: innerer Zehenballen, äußerer Zehenballen, Ferse.
- Entspannen Sie die Füße: oben, unten, innen. Die obere Entspannung können Sie unterstützen, indem Sie sich bücken und mit den Fingerrücken oder dem Handrücken sanft vom Sprunggelenk Richtung Zehen streichen. Achten Sie darauf, das Gewicht optimal auf den Fuß zu verteilen. Der Fuß kann dabei entspannt bleiben und Sie spüren eine Kraftübertragung in den Boden. Ihre Fußsohle wird regelmäßig auf den Boden gedrückt. Die Außenkante wird nicht mehr belastet als die Innenkante und umgekehrt, achten Sie aber deutlich darauf, die Außenkante immer auch zu belasten (kein Knickfuß). Wenn Sie dies tun, richtet sich Ihr Sprunggelenk auf.
- Erlauben Sie durch eine entspannte Struktur, dass sich das Gewicht gleichmäßig auf die Füße verteilt. Also nicht nur innen oder außen, vorne oder hinten.
- Gehen Sie mit nackten, nassen Füßen auf einem Steinboden. Wie sieht Ihr Fußabdruck aus? Ist er breit und flach oder zeigt er auf der Innenkante einen Bogen?
- Gehen Sie barfuß achtsam über unebenen Boden.
- Stellen Sie sich vor, in jedem Ihrer Füße sei eine riesige Kathedrale. Es ist viel freier Raum in Ihren Füßen, und darüber ist ein hohes Gewölbe.
- Stellen Sie sich vor, Ihr Fuß sei ein Tensegrity-Modell. Er besitzt eine natürliche Grundspannung, die leicht komprimiert wird, sich jedoch nicht verspannt. Die Gesamtheit des Tensegrity-Fußes nimmt das Körpergewicht auf, nicht einzelne Teile oder das

Sprunggelenk.

- Stellen Sie sich vor, Ihr Fuß sei ein Kanu mit einem zweiten Seitenteil, das der Stabilisierung dient. Die ersten drei (inneren) Zehenglieder nehmen das Hauptgewicht auf und verteilen es gleichmäßig, die zwei äußeren Zehenglieder helfen beim Gleichgewicht.
- Wenn Sie gehen: Achten Sie darauf, dass Zehen und Knie sich in dieselbe Richtung bewegen. Wenn Sie vorwärts gehen, müssen die Zehen also nach vorne zeigen. Nicht nach außen, nicht nach innen.

Das Sprunggelenk

- Achten Sie auf Ihr Sprunggelenk. Bitten Sie jemanden, sich einmal Ihre Achillessehnen an der Ferse anzuschauen. Bildet sie eine gerade Verbindung vom Fersenbein zum Unterschenkel, oder ist sie geknickt? Ein intaktes Sprunggelenk überträgt die Kraft aus dem Unterschenkel in den Fuß. Es sollte nicht eingeknickt sein.
- Öffnen Sie das Sprunggelenk, indem Sie Ihre Wadenmuskeln dehnen.

Das Knie

- Sprunggelenk und Knie arbeiten zusammen. Bewegen Sie sie wie Scharniere. Alles andere ist ungünstig.
- Stellen Sie sich vor, Sie stehen mit dem Gesicht an einer Wand. Bringen Sie Ihre Kniescheiben an die Wand, indem Sie leicht in die Knie gehen. Strecken Sie die Beine nicht durch.
- Die Knie weisen den Zehen den Weg. Die Zehen gehen immer dahin, wo das Knie zeigt. Das Knie geht immer dahin, wo die Zehen zeigen. Zehen und Knie sind wie Pferd und Reiter.

- Stellen Sie sich vor, Ihre Knie seien Scheinwerfer. Sie strahlen immer in die Richtung, in die Sie gehen wollen.
- Sie sollten keine Schmerzen im Knie verspüren. Schmerzen im Knie sind immer ein Warnsignal. Die einzige Ausnahme: Wenn Sie unterhalb der Kniescheibe nach langem Stehen oder Gehen in der richtigen Struktur, durch welche die Oberschenkel beansprucht werden, einen Schmerz unterhalb der Kniescheibe, also oben am Schienbein verspüren, ist das die Sehne der Oberschenkelmuskeln. Sie spüren also den müden Oberschenkel. Machen Sie den Versuch, indem Sie einen Finger auf die Stelle legen und den Oberschenkelmuskeln wiederholte Male an- und entspannen. Der Finger wird durch die Oberschenkelmuskeltätigkeit bewegt.

Die Hüfte/ das Becken

- Vergegenwärtigen Sie sich, dass das Becken eine Tensegrity-Struktur ist. Die drei Knochen des Beckens (Hüftbeine und Kreuzbein) schweben frei in einem Netz. Entspannen Sie die Iliosakralgelenke beim Kreuzbein ganz bewusst, indem Sie sich vorstellen, sie würden sich weiten.
- Stellen Sie sich vor, an Ihrem Steißbein sei ein Gewicht angebracht, welches Ihr Becken unaufhörlich nach unten zieht.
- Wenn Sie sich vorwärts bewegen, stellen Sie sich zusätzlich vor, dass Sie an einer Schnur gezogen werden, die an Ihrem Steißbein befestigt ist.
- Lassen Sie das Becken fallen. Entspannen Sie den unteren Rücken und die seitlichen Bauchmuskeln. Allenfalls muss deren Flexibilität erhöht werden, damit es wirklich fallen kann.
- Machen Sie den Wabbeltest. Greifen Sie sich an den Po und wabbeln sie mit den

Händen. Ihr Po sollte, wenn Sie stehen und gehen, immer schön entspannt sein.

- Stellen Sie sich vor, dass Ihr Becken frei schwingt wie die Trommel einer Waschmaschine.
- Gehen Sie wieder barfuß und mit nassen Füßen auf Steinboden: Wohin zeigen Ihre Füße? Zeigen sie dahin, wo Sie gehen, zeigen Sie (oder auch nur ein Fuß) nach außen oder innen? Falls ja, liegt das Problem vielleicht im Hüftgelenk. Achten Sie darauf, dass Sie unter Umständen andere Muskeln/Muskelfasern brauchen, die Sie sonst bei der gleichen Gehbewegung nicht brauchen, wenn Sie nun bewusst gerade gehen.
- Wenn Sie joggen oder laufen, können Sie sich vorstellen, Sie hätten auf Hüfthöhe ein Surfbrett. Sie gleiten damit über das imaginäre Wasser.

Die Wirbelsäule

- Ersetzen Sie den Begriff Wirbelsäule durch «Wirbelseil».
- Das Wirbelseil ist am Himmel befestigt und schwingt frei. Das Becken ist ein Gewicht am Ende des Seils.
- Stellen Sie sich vor, dass sich das Wirbelseil mit jedem Einatmen leicht öffnet.
- Stellen Sie sich vor, die Bandscheiben seien Band-Sphären, welche expandieren.
- Stellen Sie sich vor, in Ihrem Becken befindet sich eine Kugel, die eine expansive Kraft besitzt. Sie richtet Sie und damit Ihr Wirbelseil von innen her auf.

Brustkorb

- Lernen Sie, das Zwerchfell zu entspannen, indem Sie in den Bauch atmen lernen.
- Stellen Sie sich vor, dass Sie unter dem Zwerchfell, etwa auf der Höhe des Solar Plexus, eine große Lichtkugel haben (sonnenblumengelb wirkt besonders gut), welches Ihr Zwerchfell stützt und somit das Wirbelseil und die Rippen aufrichtet.

- Ist Ihr Brustbein eingefallen? Dann richten Sie es von innen her mit dem Ball auf, wie oben beschrieben. Ist es zu sehr nach außen gerichtet? Dann lassen Sie es leicht sinken, indem Sie mehr entspannen.

Schulterbereich

- Lassen Sie die Schulterblätter nach hinten unten zum Kreuzbein sinken. Erlauben Sie der Tensegrity-Struktur, dass sie sich dadurch im Brustbereich weitet. Sie können sich vorstellen, Sie hätten Hosenträger an, die an Ihren Schulterblättern und am Kreuzbein befestigt sind.

Nacken, Hals und Kopf

- Die Halswirbelsäule und der Schädel sind Teil des Wirbelseils. Der Schädel ist am Himmel befestigt, das Wirbelseil und damit auch die Halswirbel schwingen frei darunter.

Arme und Hände

- Wenn Sie die Arme etwas Anderes machen lassen als herunterhängen, lassen Sie die Ellbogen leicht sinken. Halten Sie sie relativ nah am Zentrum. Aber nicht zu nah! In der Ausgangsstellung bzw. in der Stellung, in welche die Arme immer wieder zurückkehren, sollte unter den Achselhöhlen je ein Ei Platz haben, ohne herunter zu fallen. Engen Sie Ihre Bewegungen nicht ein, aber lassen Sie Ihre Ellbogen immer wieder in Richtung Zentrum zurückkehren.
- Die Ellbogen sind im Allgemeinen tiefer als die Handgelenke.
- Stellen Sie sich vor, die Ellbogen seien schwer – aber nicht zu schwer! Stellen Sie sich vor, unter den Ellbogen seien zwei auf dem Wasser schwimmende Bälle platziert,

welche die Ellbogen stützen.

- Im Allgemeinen können Sie sich an der «Hand der schönen Dame» orientieren. Die Hände bilden eine Linie mit dem Unterarm, die Handgelenke sind nicht geknickt. Dadurch sind die Hände die direkte Verlängerung der Arme. Das ist auch sehr wichtig, wenn Sie viel am Computer arbeiten.
- Um Ihre Hände und Handgelenke zu entspannen, können Sie Ihre Daumen mit den anderen Fingern fest umschließen und zusammendrücken. Dann lassen Sie schnell los – und die Hände und Handgelenke sind entspannt.

Übungen zum Spektrum

Eine Momentaufnahme

Machen Sie Momentaufnahme des momentanen Zustandes: Wie groß ist Ihr Bewegungsspektrum, der Bewegungsradius, der Bewegungsumfang? Wie viel bewegen Sie sich?
Wo gibt es Möglichkeiten, dass Sie sich mehr bewegen? (Es gibt sicher viele. Manchmal muss man den Kontext etwas ändern.)

Grenzwächter

Spüren Sie Ihre Grenzen auf. Lokalisieren Sie sie.
Sind sie da, wo Sie meinen, oder sind sie an einer anderen Stelle im Körper? Vielleicht dehnen Sie ja den falschen Muskel.
Sind die Grenzen tatsächlich körperlich da? Oder sind sie in Ihrem Geist, in einer Gewohnheit?

Grenzen weiten

Machen Sie von jetzt an jede Bewegung etwas größer. Dehnen Sie die Grenzen, ohne sie zu überschreiten.

Die äußere Kugel

Stellen Sie sich vor, Sie hätten eine Kugel um sich herum. Sie ist etwas größer als Ihre ausgestreckten Arme, und sie reicht bis in den Boden hinein. Bewegen Sie sich so, als würden Sie mit Ihren Fingerspitzen die Kugel berühren wollen. Weiten Sie Ihr Bewegungsspektrum und Ihren Bewegungsradius und füllen Sie diese Kugel mit Bewegung.

Die innere Kugel

Nun stellen Sie sich vor, dass die Kugel (siehe oben) kleiner und kleiner wird – bis sie in Ihrem Becken etwas unterhalb des Bauchnabels sitzt. Die Kugel wird dabei zwar kleiner, ihre ausdehnende Kraft potenziert sich jedoch. Sie haben jetzt in sich eine kleine Kugel, die unaufhörlich nach Ausdehnung strebt. Diese Ausdehnung strebt durch Ihre Wirbelsäule, Ihre Arme, Ihre Beine – also nicht nur nach außen und oben, sondern ebenso nach unten. Spüren Sie, wie die Kraft der Ausdehnung Sie und Ihre Bewegungen formt.

Die Lupe

Jetzt benutzen wir ein Vergrößerungsglas. Es ist ganz einfach:
Sie stehen. Schwebende Knochen. Natürliche Rhythmen. Wenn Sie eine Bewegung wahrnehmen, halten Sie dort sachte das Vergrößerungsglas hin. Das

heißt: Erlauben Sie der Bewegung, dass sie größer wird. Und zwar, ohne dass Sie etwas *machen*. Halten Sie die Bewegung in Ihrem Bewusstsein und erlauben Sie ihr oder ermutigen Sie sie, größer zu werden. Entweder steigt sie darauf ein, oder auch nicht. Lassen Sie es geschehen ohne etwas zu *machen*. Schwingungen kommen, werden größer, werden wieder kleiner, vergehen.

Den Kreis schließen

Bringen Sie jede Bewegung wieder ins Zentrum zurück. Lassen Sie den Ursprung das Ziel werden. Ganz natürlich.
Die Bewegung muss dabei nicht unbedingt ganz zurückgeführt werden, wenn ihr keine neue Bewegung aus dem Zentrum unmittelbar folgt. Ein Golfer zum Beispiel verharrt aber auch nicht in der Position nach dem Schlag, sondern lässt die Bewegung etwas zurückführen.

Das Wirbel-Gummiseil

Das Becken fällt nach unten, der Scheitel steigt nach oben. Wenn das tatsächlich geschieht, spüren Sie es als einen leichten Stretch im Wirbelseil. Suchen Sie diesen Stretch. Führen Sie ihn durch entspannen, wahrnehmen und empfinden herbei, nicht durch Muskelkraft.

Wie Teig in eine Kuchenform

Nehmen Sie eine beliebige (weise strukturierte) Position ein und lassen Sie sich weiter hinein sinken wie Teig in eine Kuchenform. Er sinkt zwar, und das, ohne etwas zu forcieren, gleichzeitig geht er auf.

Die selbstverstärkenden Zyklen der Flexibilität leben

Nehmen Sie sich vor, jeden Tag eine neue Bewegung zu finden, die möglichst den ganzen Körper einbezieht. Erlauben Sie dem Körper, neue Bewegungen zu finden und beobachten Sie, wie er mehr und mehr neue Bewegungen produziert.

Weiten Sie Ihren Bewegungsradius, indem Sie Ihre Wahrnehmung weiten und den Körper in den Raum fließen lassen. Weiten Sie Ihren Bewegungsradius, indem Sie Ihre Bewegungen im Raum weiten und damit Ihre Wahrnehmung weiten. Bewegungen mit Schwertern, Stöcken, mit dem Golf- oder Tennisschläger etc. eignen sich sehr gut dafür.

Weiten Sie den Bewegungsumfang, indem Sie sich der Kugel um sich herum bewusst bleiben und den Körper in die Kugel strömen lassen. Lassen Sie andererseits die Bewegungen sich ausdehnen und stärken Sie so die Präsenz der Kugel. Auch hier sind die oben genannte Hilfsmittel eine großartige Unterstützung.

Bewegen Sie sich mehr und spüren Sie die wohltuende Wirkung. Nehmen Sie bewusst wahr, dass Ihre Befindlichkeit und Ihre Bewegungsmenge in einem direkten Verhältnis stehen. Dadurch, dass Sie sich fitter fühlen, werden Sie sich mehr bewegen wollen.

Übungen zu Flexibilität und Elastizität

Natürliche Rhythmen in Resonanz verkörpern

Eigentlich brauchen Sie gar nichts zu tun, damit Bewegung geschieht. Denn wenn Sie weit, offen und vernetzt sind, werden Sie Ihre verschiedenen Rhythmen von selbst ganz sanft und subtil bewegen: Ihr Atem, Ihr Herzkreislauf, Ihre Verdauung und auch Ihr kranialer Rhythmus im Innersten Ihrer Wirbelsäule. Empfinden Sie, wie diese Rhythmen Ihren Körper durchströmen, und wie das ganze Gewebe, bis hinunter zu den Füßen, in fortdauernder sich immer wandelnder Bewegung ist.

Vergegenwärtigen Sie sich, wie Ihre Tensegrity-Struktur mit diesen Rhythmen in Resonanz schwingt.

Vielleicht müssen Sie, wenn Sie schon Erfahrung mit dem Stehen haben, sich von der Vorstellung lösen, «wie eine Säule zu stehen», wie man das in östlichen Traditionen gerne nennt. Stehen Sie vielmehr wie ein Gewebe, das sich selbst unaufhörlich ausbalanciert.

Die expansive Kraft sein

Sie stehen und vergegenwärtigen sich das Netz. Sie vergegenwärtigen sich die Kugel in Ihrem Becken. (Siehe Übungen zur Flexibilität.) Sie strahlt aus, die expansive Kraft strebt nach der Kugel um sich herum. Sie strahlt nach oben und richtet Ihre Wirbelsäule auf. Ihre Rippen, Ihr Brustbein. Ihren Kopf, Ihren Scheitel. Ihre Schultern, die Schulterblätter. Die Arme, Handgelenke, Hände, Finger. Nach hinten, nach vorne, nach links und nach rechts. Überallhin. Ihr Becken, das aus drei Knochen besteht, weitet sich, es wird flexibel und durchlässig. Auch Ihre Gelenke in den Beinen werden geweitet, die Fußgelenke, die vielen Knochen in Füßen und Zehen. Alles wird weit, und gleichzeitig drückt Sie die expansive Kraft in den Boden. Erleben Sie, wie die vernetzte Gesamtheit geweitet wird.

Der Kontrabass-Käfer

Sie stehen. Schwebende Knochen, natürliche Schwingung, weil Sie sich nicht im Weg stehen.

Sie sind wie ein Spinnennetz an einem Frühlingsmorgen.

Nun kommt ein Käferchen durchs Gras gewackelt, sieht das Netz, denkt: Nanu?, und geht näher auf das Netz zu. Denn es ist ein musikalischer Käfer. Er sieht in dem Netz sofort die Gelegenheit, etwas Kontrabass zu spielen. Er zupft ganz sachte an einem Faden des Netzes – und das ganze Netz nimmt den Impuls auf und schwingt sachte.

Sie geben aus dem Becken einen kurzen, sachten Impuls – zupf – und beobachten, wie sich der Impuls ausbreitet. Breiten Sie ihn nicht aus (nicht machen), sondern beobachten Sie, wie er sich ausbreitet. Wie er das Wirbelseil hochkommt. Wie er die Schultern und Arme erfüllt. Den Kopf. Und wie er sich nach unten fortsetzt. Durch die Beine in die Füße. Durch die Füße in den Boden. Und dann: Zupf. Wieder und wieder.

Differenzieren und integrieren

Bewegen Sie jeden Körperteil einzeln. Isolieren Sie ihn. Bewegen Sie jeden Muskel einzeln. Bewegen Sie die Hüfte, ohne dass sich die Schulter bewegt.

(Die Schulter bleibt im Raum an Ort.)
Dann integrieren Sie: Nehmen Sie das Zusammenspiel in einer harmonischen Bewegung wahr. Achten Sie darauf, dass jede Körperregion nur das macht, was sie auch wirklich kann und soll.
Bewegen Sie ganz bewusst Einzelteile und ganz bewusst das Gesamte. Empfinden Sie den Unterschied und entwickeln Sie ein Gespür für die Qualität der Vernetzung, die mehr ist als die Summe der Teile, indem Sie die Bewegungen ineinander fließen lassen und daraus eine Bewegung wird.

Schlafende Schultern
Lassen Sie Ihre Schultern auf der Hüfte ruhen. Lassen Sie sie schlafen. Wenn Sie Ihren Arm bewegen wollen, nehmen Sie nicht die Schulter- und Brustmuskeln zu Hilfe. Bewegen Sie sie mit Ihrem Torso.

Die Arme werden bewegt
Bewegen Sie einen Arm, indem Sie den ganzen Körper bewegen. Der Arm bewegt sich nicht isoliert.

Intern kommunizieren
Achten Sie darauf, dass die interne Kommunikation und Interaktion stattfindet, indem Sie sich der Verbindung bewusst werden. Sie werden sich dieser Verbindungen bewusst, indem Sie ganz konkret die physischen Verbindungen kultivieren:
Bewegen Sie die Schultern mit der Hüfte. Bewegen Sie die Ellbogen mit den

Knien. Bewegen Sie die Hände mit den Füßen.
Machen Sie die Bewegungen zuerst groß, werden Sie dann kleiner und subtiler.

Ellbogen-Gummi
Stellen Sie sich vor, dass Ihre Ellbogen durch Gummibänder mit Ihrem Becken verbunden sind. Bewegen Sie die Ellbogen, indem Sie Ihr Becken bewegen. Wenn Sie starke Impulse mit dem Becken geben, kehren die Ellbogen, von den (nicht zu straffen, nicht zu lockeren) Gummibändern gezogen, immer wieder entspannt zur Mitte zurück.

Wellen im Wasser
Sie sind das Wasser (oder die extrem ausdifferenzierte Tensegrity-Struktur). Werfen Sie einen Stein hinein, indem Sie einen kurzen Impuls geben. Lassen Sie die Energie sich durch das Wasser ausbreiten bis hin zur Vollendung.

Nachhall sein
Die Position, in die Sie gehen möchten, ist eine in Ihrem Geist bereits ausgeformte Kathedrale. Nun geben Sie einen Trompetenstoß in Form eines Impulses aus dem Becken in diesen Raum und lassen den Nachhall den gesamten Raum füllen. Ihr physischer Körper ist dieser Nachhall.

Schritt und Gewichtsverlagerung differenzieren und integrieren
Unterscheiden Sie klar zwischen dem Fuß aufsetzen und dem Gewicht verlagern. Machen Sie dazu extrem langsame Schritte. Wenn Sie den Fuß auf

den Boden setzen, tun Sie dies ohne ein Gramm Gewicht. Als würden Sie auf dünnem Eis gehen. Als würden Sie eine Decke auf ein (endlich) schlafendes Baby legen. Erst dann verlagern Sie ganz allmählich das Gewicht, vorsichtig und achtsam. Damit diese Übung gelingt, müssen Sie im Lot und vernetzt sein. Sie müssen sich als Tensegrity-Einheit bewegen und diese verlagern. Wenn Sie das beherrschen, können Sie das Tempo erhöhen, bis Sie auch im normalen Tempo und sogar im Laufen jederzeit in Ihrem Zentrum bleiben, statt konstant vorwärts zu fallen.

Sich im Pudding bewegen

Stellen Sie sich vor, dass Sie bis zum Hals in Pudding stehen. Konfitüre klappt auch prima, oder warme, dichte Luft. Bewegen Sie sich (in einem weiten Spektrum) durch diesen leichten Widerstand, am besten ganz langsam, und empfinden Sie den Effekt.

Airbag

Sie stehen, die Arme leicht vor dem Körper. Wenn Sie wollen, können Sie so stehen, als würden Sie auf Beckenhöhe eine Schüssel halten. Stellen Sie sich vor, dass Sie einen Airbag vor sich haben, der sich durch den Bauchnabel allmählich aufbläst. Die Arme werden vom Airbag nach oben getragen. Der gesamte Brustbereich öffnet sich.

Fluss sein

Bewegen Sie sich ohne Unterbruch. Ohne Ecken und Kanten. Ohne Einzelteile. Immer als Gesamtes. Stehen Sie nie still. Bewegen Sie sich wie ein Fluss. Die

Füße sind die Quelle, der Scheitel und die Hände sind die Mündung ins Meer (er mäandert also gegen Schluss, der Fluss). Ein Fluss, der fließt, der wächst...

Mondbewegungen

Machen Sie Ihre Bewegung langsam. Sehr langsam. Und noch viel langsamer. So langsam, dass man von außen kaum mehr eine Bewegung sieht. So, wie man die Bewegung des Mondes kaum sieht, wenn man nicht ganz genau hinschaut. Achten Sie dabei darauf, dass jederzeit Ihre ganze Tensegrity-Struktur in Bewegung ist, und dass Sie nie stocken, sondern immer konstant fließen. Der Mond bewegt sich schließlich auch nicht wie ein ruckelnder Sekundenzeiger. Entspannen Sie unaufhörlich nach unten.

Übungen zur Kreativität

Bewegungsmuster entdecken

Wir alle bewegen uns in uns eigenen Bewegungsmustern. (Und wir reden in Mustern, denken in Mustern, nehmen in Mustern wahr, interpretieren in Mustern...) Muster wiederholen ist kein kreativer Prozess. Beobachten Sie sich und entdecken Sie Ihre Muster.

Bewegung entstehen lassen

Lassen Sie einfach Bewegung entstehen. Woher sie auch immer kommt, seien Sie ganz und nur Ausdruck.

Musik verkörpern

Auch tanzen genannt. Begegnen Sie der Musik, statt sich «dazu zu bewegen». Lassen Sie Musik Bewegung werden und wiederholen Sie keine Muster.

Bewegungsimprovisation

Gehen Sie mit jemandem in Körperkontakt, indem sich Ihre Handrücken sanft berühren. Lassen Sie entstehen, was entsteht.

Sich inspirieren lassen

Lassen Sie sich zu Bewegung inspirieren. Lassen Sie sich zu Bewegung verführen. Lassen Sie sich flirten. Vom Wind, vom Duft des Herbstes, von einem Gedicht, einem Menschen…

Übungen zur Resonanz

Mit dem Körper hören

Öffnen Sie sich der Idee, dass Ihr Körper ein Instrument ist. Wie schwingt es? Wie klingt es? Lauschen Sie mit dem Körper.

Resonanztraining

1. Machen Sie eine vorgegebene Bewegung, die Sie bereits kennen, und lassen Sie dazu Musik laufen. Sie lassen die Musik die Bewegung beeinflussen, erlauben Resonanz mit der Musik, die sich ausdrückt, bleiben aber in der vorgegebenen Form. Verschiedene Musik hat verschiedene Effekte auf die Bewegung.
2. Machen Sie eine vorgegebene Bewegung, dann «vergeistigen» Sie sie: Während

die physische Bewegung kleiner wird, behalten Sie die visuelle Form der Übung oder die Empfindungsqualität innerlich bei. Die physische Bewegung «erstillt», schwingt aus wie eine Saite, während die innere Saite weiter schwingt. Nach einer Weile des «inneren Schwingens» lassen Sie den Körper wieder in Resonanz gehen, die physische Bewegung beginnt wieder mitzuschwingen (ohne sie zu machen).

3. Wie Punkt zwei, doch jetzt beginnen Sie gleich mit der inneren Bewegung, ohne sie zuerst physisch zu machen, und lassen dann, wenn die innere Bewegung als Vorstellung oder Empfinden klar und gefestigt ist, die körperliche Ebene damit in Resonanz gehen.
4. Wie Punkt 1, die Form löst sich aber allmählich oder immer wieder mal auf und weicht einer spontanen, kreativen Bewegung (und Achtung, nicht eine «Bewegung machen»).
5. Nehmen Sie wahr, was im subtilen Bereich präsent ist und lassen Sie den Körper da hinein strömen. Erlauben Sie dem Subtilen einen körperlichen Ausdruck.
6. Wie 5, nun haben Sie aber eine Richtung (Achtung, nichts «machen»!): Die Idee ist, einem immer höheren Selbst/einem tieferen Wesen, einer tieferen Stille, einem umfassenderen Sein Ausdruck zu gestatten.
7. Bis hier ist alles «Selbst-Ausdruck». Nun öffnen Sie sich der Idee, Ihre Grenzen noch weiter auszuweiten (ohne sie zu überschreiten), so dass Sie in ungeahnte Aspekte/Weiten/Dimensionen/Empfindungen vorstoßen, in das, was über Sie hinaus wächst. In denjenigen, der den Bogen streicht. Diesem Ungeahnten, dem, was viel größer ist als Sie, erlauben Sie, sich zu manifestieren.

Stufen 5 bis 7 sind ein sich ganz natürlich entfaltender Prozess, wenn wir ihm nicht im Weg stehen, und die Übergänge sind sehr fließend. Bei Stufe 7 bringen wir das, was über uns hinauswächst, in höchste Resonanz mit dem Körper. Körper und die subtilen Ebenen kommen in größte Resonanz und in «Deckungsgleichheit» wie in der Akustik eine stehende Welle. Die Trennung wird endgültig aufgehoben. Der Körper und das Subtile verstärken sich gegenseitig.
Wir sind der schwingende Mensch.

Reflektion des Resonanztrainings

Nehmen Sie sich genug Zeit nach dem Resonanztraining. Analysieren Sie nicht, aber lauschen Sie:
Was löst es aus, was löst es ab, was löst es auf?

Kurzform des Resonanztrainings

Was fördert Ihre freie Bewegung?
Was hindert Ihre freie Bewegung?
Verkörpern Sie!

Übungen zu den Koordinaten

Die Koordinaten differenzieren

Erforschen Sie wahrnehmend und empfindend das Bewegungspotenzial von jedem einzelnen Gelenk. Wie kann sich das Sprunggelenk bewegen? Wie das Knie? Wie die Hüfte, die Schulter, die Ellbogen, die Handgelenke?
Was sind gesunde Bewegungen, und welche Bewegungen sind zu vermeiden?

Die Pixelwelle

Isolieren Sie die 6 Koordinaten der Reihe nach. Stellen Sie sich eine Welle vor, die verpixelt ist. Sie besteht aus lauter Ecken und Kanten. Produzieren Sie eine Welle von unten nach oben, aber bewegen Sie jedes Gelenk möglichst isoliert. In modernen Tanzstilen wird die Pixelwelle sehr gekonnt eingesetzt.

Die Koordinaten auf die Reihe kriegen

Machen Sie die Welle (oben) nun mit höherer Auflösung. Lassen Sie die Bewegung des einen Gelenks in die nächste Bewegung übergehen.

Diagonal werfen

Sie stehen im Parallelstand und stellen sich vor ihrem rechten Fuß einen Stein vor. Sie ergreifen ihn mit der rechten Hand (und bücken sich dazu ohne tief in die Hocke zu gehen). Sie werfen den «Stein» weg, indem Sie impulsartig den Fuß in den Boden stemmen und die Bewegung durch die sechs Koordinaten hochkommen lassen. Achten Sie darauf, die Hand nah am Körper vorbeizuführen.

Wie bei einer Peitsche bewegt sich der Impuls fort. Wenn der Impuls durch ein Gelenk durch ist, entspannt und sinkt es bereits wieder. Ist also der Impuls durch den Ellbogen durch, sinkt er bereits wieder ein wenig, während der Impuls durch das Handgelenk und die Hand gleitet. Ist der Impuls aus den Fingern hinaus, fällt der entspannte Arm sofort wieder. Wenn Sie dies nicht beachten, können Sie sich eine Zerrung holen (und keine richtige Welle vollenden).
Als Weiterführung der Übung werfen Sie im freien einen Tennisball oder einen Pinienzapfen. Achten Sie darauf, die Kraft wirklich in den Beinen zu generieren.

Die Arme verwerfen

Experimentieren Sie mit den grundlegenden Wellenformen, indem Sie von unten nach oben verschiedene Wellen impulsieren, lenken und vollenden und dabei wie oben imaginäre Steine werfen:

- vom linken Fuß in die linke Hand
- vom rechten Fuß in die rechte Hand
- von einem Fuß in beide Hände
- von beiden Füßen in eine Hand
- von beiden Füßen in beide Hände

Die Welle subtilisieren

Machen Sie die grundlegenden Wellenformen subtiler und subtiler, bis sie von außen kaum oder gar nicht mehr sichtbar sind. Die innere Qualität behalten Sie aber bei.

Die Welle potenzieren

Subtilisieren Sie eine Wellenform und potenzieren Sie sie zugleich, indem Sie sich vergegenwärtigen, dass die Kraft der Welle durch das Subtilisieren stärker wird. Sobald dies ein tatsächliches Empfinden wird, wird es real.

Schanze springen

Ein Schanzenspringer steht oben an der Schanze. Er fährt los (und baut Kompression auf). An der Schanzenkante lässt er die Kompression los, er stößt sich ab. Der Rest ist Vollenden.

Genau an der Schanzenkante stößt er sich ab. Stellen Sie sich vor, er würde sich vorher abstoßen. Was hüpft er da so herum?

Stellen Sie sich vor, er würde sich bereits im Flug befindend noch abstoßen. Was zappelt er da?

Die Schanze sind Ihre Beine. Die Schanze ist jetzt gewissermaßen umgekehrt. Die Fahrt auf der Schanze ist die Welle, die von unten hochkommt. Die Kante ist Ihre Hüfte, bei der Sie einen Impuls setzen. Und zwar genau in dem Moment, an dem die Welle vorbeikommt. Nicht zu spät, nicht zu früh.

Übungen zu öffnen und ausdehnen

Gelenke einzeln öffnen

Sie stehen. Später können Sie die Bewegung in Bewegung machen. Stellen Sie sich vor, dass der Reihe nach Raum in jedes Gelenk einströmt und es sich dadurch weiter öffnet: Sprunggelenk, Knie, Hüfte, Schulter, Ellbogen, Handgelenk.

Lassen Sie jedes Gelenk eine Kathedrale werden. Erlauben Sie der Ausdehnung, dass sie Ihre Körperstruktur leicht verändert.

Wie Teig aufgehen

Lassen Sie jetzt alle Gelenke gleichzeitig Kathedrale werden. Als weiteren Schritt beziehen Sie das Wirbelseil ein. Bevor Sie das tun, differenzieren Sie die Ausdehnung dem Wirbelseil mit folgender Übung.

Das Wirbelseil öffnen

Lassen Sie in jeden Raum zwischen den Wirbeln mehr Raum einströmen. Beginnen Sie unten und arbeiten Sie sich Bandscheibe für Bandscheibe hoch. Aus Band-Scheiben werden expandierende Band-Sphären. Erlauben Sie der Ausdehnung, sich auf die Rippen und den gesamten Oberkörper auszuwirken.

Nach unten ausdehnen, nach oben sinken

Bringen Sie ganz bewusst die Qualitäten des Sinkens und des Öffnens und Ausdehnens zusammen. Kultivieren Sie das Ausdehnen, indem Sie sinken.

Übungen zur Spiralkraft der Wirbelsäule

Die Spirale durch das Wirbelseil hochwirbeln lassen

Sie stehen. Geben Sie aus dem Becken einen Dreh-Impuls und lassen Sie die Bewegung das Wirbelseil hochwirbeln. Natürlich ohne etwas anderes zu ma-

chen als zu impulsieren und gleichzeitig zu lenken und zu vollenden.
Machen Sie dasselbe anschließend in Bewegung.

Die Spirale von Fuß bis Kopf
Sie stehen. Nun bringen Sie den Impuls aus den Füßen (aus der Erdmitte) hoch. Lenken Sie den Impuls im Becken in das Wirbelseil und lassen Sie die Spirale vollenden. Anschließend dasselbe in Bewegung.

Übung zu innerer Stärke

Innere Stärke entwickeln

- Verlagern Sie das Gewicht langsam von einem Fuß auf den anderen. Beugen Sie dabei das Knie, wie es sich ganz normal ergibt.
- Verlagern Sie das Gewicht langsam von einem Fuß auf den anderen. Gehen Sie jetzt aber nicht in die Beugung, sondern in eine Streckung. Sie strecken das Bein natürlich nicht durch, aber das Knie öffnet sich (d.h. der hintere Winkel wird größer).
- Dasselbe wie bei 2., jetzt nehmen Sie das Sprunggelenk dazu.
- Wie vorher, jetzt plus Hüfte…
- … plus Wirbelsäule (dehnen Sie den Raum zwischen den Wirbeln aus)…
- … plus Schultern (Kathedralen)…
- … plus Ellbogen (und strecken Sie die Arme dabei nicht durch, ganz entspannt öffnen)…
- … die Handgelenke und Finger..
- … und jetzt alles gleichzeitig, und dabei noch mehr sinken.

Partner-Übung

Aus einem geschlossenen Tensegrity-System ein offenes machen

Sie stehen sich gegenüber. Am besten im Bogenstand. Später wie Sie wollen. Sie sind eine Tensegrity-Struktur. Ihr Partner legt seine Hände seitlich auf Ihre Hüftknochen. Er gibt nun einen impulsartigen Stoß auf die Hüfte in den hinteren Fuß hinunter. Nicht zu stark. Ihre Struktur wird dadurch komprimiert. Öffnen Sie Ihre Tensegrity-Füße und Ihre gesamte Tensegrity-Struktur in den Boden hinein. Verbinden Sie sich mit der Tensegrity-Struktur der Erde. Werden Sie zu einem offenen Tensegrity-System. Pflanzen Sie Ihre Beine in die Erde wie Brückenpfeiler. Tensegrity-Brückenpfeiler, die jetzt einerseits wie Stoßdämpfer wirken, wenn der Impulsstoß kommt, andererseits Kompression an die Erde abgeben können.

Der Tensegrity-Wasserfall

Sie beginnen die Übung wie oben. Nach ein paar Impulsen in den Boden hinunter beginnt nun Ihr Partner, die Impulse nach hinten zu geben (später auch nach oben, zur Seite…). Sie kümmert das nicht. Sie sind eine mit der Erde verbundene Tensegrity-Struktur. Wenn Sie den Impuls zulassen und annehmen, gehört er Ihnen. Kaum ist die Stoßenergie in Ihrer Struktur, können Sie damit machen, was Sie wollen. Was Sie wollen: Der Stoß sinkt in die Erde. Dazu sind Sie ein Tensegrity-Wasserfall. Unaufhörlich donnern Sie nach unten. Stellen Sie sich vor, wie ihr Partner mit einem Gartenschlauch in diesen Wasserfall spritzen will. Das Wasser wird sofort vom Wasserfall erfasst, wird zum Wasserfall, und donnert mit nach unten.

Partner-Übungen zu innerer Kraft

Tensegrity-Kompression auflösen

Schritt 1: Sie stehen einem Partner gegenüber (idealerweise im Bogenstand), Sie berühren sich. Sie sind ein Tensegrity-Netz. Halten Sie es präsent, empfinden Sie es. Ihr Partner tritt näher und erhöht den Berührungsdruck, Ihr gesamtes Tensegrity-Netz wird komprimiert. Ihr Körper dreht sich nicht aus.
Schritt 2: Sie treten einen Schritt zurück und lösen so die Tensegrity-Kompression auf. Nehmen Sie diesen Vorgang ganz bewusst wahr.

Einen aktiven Dekompressionsimpuls freisetzen

Schritt 1: Wie vorherige Übung Schritt 1.
Schritt 2. Sie treten nicht zurück, lösen die Kompression jedoch trotzdem auf, indem Sie mit dem hinteren Fuß einen Impuls nach unten geben, der die komprimierte Energie nach oben freisetzt.
Es entsteht eine expansive Kraft, die jedoch kein Stoß ist und nicht auf Widerstand beruht. Der Partner wird «weggestoßen».

Einen passiven Dekompressionsimpuls setzen

Schritt 1: Wie erste Übung Schritt 1. Der Partner stößt Sie jedoch auf der Seite, so dass sich Ihr Körper ausdreht, eine axiale Rotation geschieht und ein Teil des Stoßes durch Elastizität gespeichert wird (der andere Teil sinkt durch die Struktur in den Fuß und den Boden).
Schritt 2. Sie lösen die Kompression jedoch trotzdem auf, indem Sie die in der Elastizität gespeicherte Energie loslassen. Sie schnellen nach vorne wie eine

Pfeilsehne (und bleiben dabei im Zentrum).
Sie bleiben dabei entspannt: Der Bogen ist gespannt, der Schütze ist entspannt.
Der Partner wird «weggestoßen».

Übungen zu Kombinationsbewegungen

Subtilisieren

Beginnen Sie eine Bewegung groß, schnell oder mit viel Schwung. Oder gleich alles zusammen.
Und möglichst vernetzt.

Wenn Sie eine große Bewegung machen:

1. Empfinden Sie die Qualität der großen Bewegung.
2. Lassen Sie die Bewegung kleiner werden und behalten Sie das Empfinden der großen Bewegung bei.
3. Finden Sie die Grenze, an der Sie das Empfinden verlieren.
4. Machen Sie die Bewegung wieder größer, lassen Sie sie wieder kleiner werden und weiten Sie die innere Grenze aus, damit die Bewegung noch kleiner werden kann. (Nutzen Sie dazu alles, was Sie kennen. Entspannen, zentrieren, öffnen...)
5. Subtilisieren Sie so lange, bis Sie eine Bewegung von außen betrachtet unsichtbar klein machen können, die innere Qualität (und die Wirkung nach außen) aber immer noch die der großen Bewegung ist.

$Wenn Sie die Bewegung schnell machen:

1. **Empfinden Sie die Qualität der schnellen Bewegung. Empfinden Sie den Schwung!**
2. **Lassen Sie die Bewegung langsamer werden und behalten Sie dabei das Empfinden der schnellen Bewegung bei, behalten Sie innerlich den Schwung bei.**
3. **Finden Sie die Grenze, an der Sie den Schwung verlieren und die Bewegung sich nicht mehr selbst am Laufen hält, sondern Sie sie wieder zu machen beginnen.**
4. **Holen Sie wieder Schwung und lassen Sie die Bewegung wieder sich verlangsamen. Weiten Sie die innere Grenze aus, damit die Bewegung noch langsamer werden kann und die Qualität des großen, schnellen Schwungs doch beibehalten wird. (Nutzen Sie dazu alles, was Sie kennen. Zentrieren, öffnen, vernetzen…)**
5. **Subtilisieren Sie so lange, bis Sie eine Bewegung von außen betrachtet unsichtbar langsam machen können, die innere Qualität (und die Wirkung nach außen) aber immer noch die der schnellen Bewegung ist.**

Sie werden feststellen, dass es schwierig ist, eine Grenze zu ziehen, wann die Bewegung physisch ist und wann sie «energetisch», «subtil» oder «intentional» wird. Es ist schwierig, eine Grenze zu ziehen, weil sie nicht existiert, die Übergänge sind sehr fließend.

Potenzieren

Sie können die innere Qualität potenzieren, indem Sie wie beschrieben subtilisieren und sich dazu vorstellen, dass die empfundene Bewegung größer/schneller wird (bis sich ein tatsächliches Empfinden dieser Qualität einstellt).

Übungen zum Schwingen/Nicht-Schwingen

Sich schwingen lassen

Bewegen Sie sich mindestens eine halbe Stunde in Ihrer gewohnten Bewegungspraxis. Je mehr die Wirbelsäule involviert ist, desto besser.
Setzen Sie sich anschließend auf ein Meditationskissen oder einen Stuhl. Sitzen Sie entspannt aufrecht. Erlauben Sie natürlichen Schwingungen, dass sie schwingen können. Setzen Sie nichts auf, fügen Sie nichts hinzu. Die Wahrnehmung bleibt still.

Sich nicht schwingen lassen

Dieselbe Übung wie vorher. Wenn Sie sitzend schwingen, stoppen Sie dieses Schwingen und erlauben Sie keine Regung mehr. Empfinden Sie, was in Ihrem Körper und Ihrer Psyche vorgeht. Lösen Sie dann die Kontrolle und erlauben Sie den Schwingungen, wieder Gestalt anzunehmen, wenn sie das wollen. Die Wahrnehmung bleibt während der ganzen Übung still.

Machen Sie den Test

Stehen Sie 15 Minuten lang die Säule und registrieren Sie ganz genau, wie es sich anfühlt. Für Ihren Körper, Ihre Gelenke. Ihre Atmung. Ihre Haltung.
Ihre Gedankenaktivität, Ihren offenen Geist.
Stehen Sie danach 15 Minuten als freischwingendes Tensegrity-Netz. Registrieren Sie wieder ganz genau, wie es sich anfühlt. Für Ihren Körper, Ihre Gelenke. Ihre Atmung. Ihre Haltung.
Ihre Gedankenaktivität, Ihren offenen Geist.

Der Fluss

Bewegen Sie sich ohne Unterbruch. Fließen Sie unaufhörlich. Nicht nur Ihre Bewegungen sind ein Fluss. Auch Ihr Atem, Ihre Kultivations-Dynamik, Ihr Begegnen (mit der Bewegung an sich, mit der Natur, mit einem Verb oder zwei Verben) ist ein Fluss. Ohne Unterbruch. Produzieren Sie den Fluss nicht, dann machen Sie zu viel. Der Fluss ist da. Nur unser Verstand meint, ihn in getrennte Einzelsegmente unterteilen zu müssen. Einfach fließen lassen.

Die Kraft des Begegnens

Der kleine Kreislauf des inneren Begegnens

Ich nehme Stille wahr
Die Wahrnehmung wird still
Ich nehme wahr, dass die Wahrnehmung still wird
Ich werde still
Ich bin still

Der große Kreislauf des inneren Begegnens

Ich nehme Stille wahr
Die Wahrnehmung wird still
Ich nehme wahr, dass die Wahrnehmung still wird
Ich werde still
Ich bin still
Es geschieht öffnen
Ich nehme öffnen wahr
Die Wahrnehmung öffnet sich
Ich nehmen wahr, dass die Wahrnehmung sich öffnet
Ich werde geöffnet
Ich bin öffnen
Es geschieht ausdehnen

Ich nehme ausdehnen wahr
Die Wahrnehmung dehnt sich aus
Ich nehme wahr, dass die Wahrnehmung sich ausdehnt
Ich werde ausgedehnt
Ich bin ausdehnen
Es geschieht verbinden
Ich nehme verbinden wahr
Die Wahrnehmung verbindet sich mit dem Größeren
Ich nehme wahr, dass die Wahrnehmung sich verbindet
Ich werde verbunden
Ich bin verbinden
Es geschieht integrieren
Ich nehme integrieren wahr
Die Wahrnehmung integriert sich
Ich nehmen wahr, dass die Wahrnehmung sich integriert
Ich bin integriert
Ich bin
dynamisch sein
… und weiter geht's…

Übungen zum Zentrieren der Wahrnehmung

Die grundlegenden Fragen (Teil 1)

Sitzen Sie. Später können Sie die Übung zu Beginn jeder Übung und Bewegung machen.

1. Können Sie einfach nur hören? Können Sie hören, ohne eine Meinung dazu zu haben? Gibt es ein reines Hören? Können Sie einfach und nur einen Klang empfangen, ohne etwas Anderes zu tun? Können Sie empfangen?

2. Wo spüren Sie dieses reine Hören im Körper? Wo spüren Sie den reinen Klang ohne Reaktion im Körper?

3. Wer sind Sie in diesem reinen Hören?

Zum Ursprung

Heben Sie Arm. Zeigen Sie mir (Ihnen, jemandem) das Ich, das den Arm hebt. Wer bewegt? Und wen? Wo ist dieses Wer lokalisierbar? Wie geschieht eine Bewegung? (Es ist klar, wie sie sich äußert und Gestalt annimmt. Doch woher und wie wird sie initiiert?)

Machen Sie dasselbe mit Ihrer gewohnten Bewegungs-Praxis.

Ohne Gesicht

Betrachten Sie etwas oder jemanden. Stellen Sie sich vor, wie «Augenstrahlen» nach außen gehen um zu betrachten, wie Laserstrahlen, die aus den Augen schießen. Die Strahlen entspringen hinter den Augen. Nehmen Sie diese Strahlen als Schienen und gleiten Sie darauf nach außen. Während Sie weiter betrachten, gleiten Sie jetzt auf ihnen zurück nach innen hinter die Augen. Finden Sie da jemanden?

Die Bewegung ins Zentrum und dann in die Stille führen

Praktizieren Sie eine Ihnen bekannte Übung/Bewegung/einen Flow. Legen Sie besonderen Wert darauf, die Bewegung bewusst und kultivierend (empfindend, bezeugend, differenzierend, integrierend, subtilisierend und verwesentlichend) zurückzuführen. Lassen Sie dann die Bewegung ganz in die Stille und Tiefe sinken. Bleiben Sie eine Weile in dieser tiefen Stille. Lass Sie dann die Bewegung aus der Tiefe wieder emporsteigen.

Zurückkehren

Sitzen Sie. Seien Sie mit Ihrem Atem oder mit einem inneren Wort. Wann immer Sie bemerken, dass Sie abgeschweift sind und sich von Gedankenschiffen haben forttragen lassen, kehren Sie sanft (nicht beurteilend, das wäre das nächste Gedankenschiff) zurück zu Ihrem Atem oder Ihrem inneren Wort.

Übung zum Öffnen der Wahrnehmung

Die vierte grundlegende Frage (Teil 2)

Sitzen Sie. Später können Sie die Übung zu Beginn jeder Übung und Bewegung machen.

1. Können Sie einfach nur hören? Können Sie hören ohne eine Meinung dazu zu haben? Gibt es ein reines Hören? Können Sie einfach und nur einen Klang empfangen, ohne etwas Anderes zu tun? Können Sie empfangen?

2. Wo spüren Sie dieses reine Hören im Körper? Wo spüren Sie den reinen Klang ohne Reaktion im Körper?

3. Wer sind Sie in diesem reinen Hören?

4. Welche Gestalt nimmt das reine Hören durch Sie an? Können Sie ihm eine Gestalt zugestehen?

Die Stille Bewegung werden lassen

Lassen Sie Ihre Bewegung ganz in die Stille und Tiefe sinken und bleiben Sie eine Weile in dieser tiefen Stille. Lassen Sie dann die Bewegung aus der Tiefe wieder emporsteigen und sich frei entfalten.

Die integraldynamische Grund-Praxis

Diese Praxis schafft den Raum des inneren Begegnens immer wieder aufs Neue, führt zum Begegnen und wieder aus ihm heraus. Sie entfaltet sich durch die Köbi-Dynamik. Sie schafft den Raum nicht nur immer wieder neu, sondern sie «vergrößert» ihn von Kontemplation zu Kontemplation, wenn wir die Dynamik zulassen. Da die Köbi-Dynamik evolutionär wirkt, treten wir von Mal zu Mal in einen umfassenderen, dimensionsvolleren Raum ein. Dadurch wird eine umfassenderes, tieferes, intensiveres Begegnen möglich.

C – zentrieren

Ich zentriere
Ich setze zentrieren vor mich hin und lasse mich direkt unterweisen
Ich erlaube zentrieren, in mich einzufließen und sich in mir zu verankern

O – öffnen

Ich öffne
Ich setze öffnen vor mich hin und lasse mich direkt unterweisen
Ich erlaube öffnen, in mich einzufließen und sich in mir zu öffnen

E – ausdehnen

Ich dehne aus, lasse ausdehnen
Ich setze ausdehnen vor mich hin und lasse mich direkt unterweisen
Ich erlaube ausdehnen, in mich einzufließen und sich in mir zu auszudehnen

B – begegnen

Ich lasse begegnen zu

Ich setze begegnen vor mich hin und lasse mich direkt unterweisen

Ich begegne begegnen

Ich erlaube begegnen, in mich einzufließen und mir in mir zu begegnen

I – integrieren

Ich bin integrierend

Ich setze integrieren vor mich hin und lasse mich direkt unterweisen

Ich erlaube integrieren, in mich einzufließen und sich in mir zu integrieren

Integraldynamische Herz-Praxis

Die Herz-Praxis verläuft im Grunde gleich wie die Grund-Praxis. Der Unterschied ist, dass wir ganz bewusst das Herz und das Empfinden des Herzens, das Empfinden mit dem Herzen ins Zentrum stellen. Ich zeige Ihnen hier auch gleich eine etwas erweiterte, differenziertere Form, die sich auch auf die Grund-Praxis anwenden lässt.

C – Zentrieren

Ich zentriere mein Gewahrsein in meinem Herzen, meinem Zentrum des Menschseins, indem ich mein Herz empfinde.

Ich setze zentrieren auf Herzhöhe vor mich hin.

Ich erlaube meinem Herzen, dass zentrieren mich unterweist, mich lehrt.

Ich erlaube meinem Herzen, zentriert zu sein.
Ich nehme zentrieren von außen nach innen in mein Herz.
Ich erlaube, dass das zentrierte Herz Gestalt annimmt, Haltung annimmt, meine physische Haltung und Form verändert, wenn es will.
Das Herz ist jetzt zentriert.
Ich bin zentriert. Ich bin fortwährendes zentrieren.
Ich bin und wirke zentrierend.

O – öffnen
Ich öffne mein Bewusstsein in meinem Herzen, meinem Zentrum des Menschseins, indem ich mein Herz öffne.
Ich setze öffnen auf Herzhöhe vor mich hin.
Ich erlaube meinem Herzen, dass öffnen mich unterweist, mich lehrt.
Ich erlaube meinem Herzen, öffnen zu sein.
Ich nehme öffnen von außen nach innen in mein Herz.
Ich erlaube, dass das offene Herz Gestalt annimmt, Haltung annimmt, meine physische Haltung und Form verändert, wenn es will.
Das Herz ist jetzt offen.
Ich bin offen. Ich bin fortwährendes öffnen.
Ich bin und wirke öffnend.

E – ausdehnen

Ich dehne mein Bewusstsein in meinem Herzen aus, meinem Zentrum des Menschseins, indem ich mein offenes Herz sich ausdehnen lasse.
Ich setze ausdehnen auf Herzhöhe vor mich hin.
Ich erlaube meinem Herzen, dass ausdehnen mich unterweist, mich lehrt.
Ich erlaube meinem Herzen, ausdehnen zu sein.
Ich nehme ausdehnen von außen nach innen in mein Herz.
Ich erlaube, dass das ausgedehnte Herz Gestalt annimmt, Haltung annimmt, meine physische Haltung und Form verändert, wenn es will.
Das Herz ist jetzt ausgedehnt.
Ich bin ausgedehnt. Ich bin fortwährendes ausdehnen.
Ich bin und wirke ausdehnend.

B – begegnen

Ich begegne meinem Herzen, meinem Zentrum des Menschseins, indem ich meinem offenen, ausdehnenden Herzen ermögliche, einzuladen
Ich setze begegnen auf Herzhöhe vor mich hin.
Ich erlaube meinem Herzen, dass begegnen mich unterweist, mich lehrt.
Ich erlaube meinem Herzen zu begegnen und damit zu empfangen.
Ich nehme begegnen von außen nach innen in mein Herz.
Ich erlaube, dass das begegnende und empfangende Herz Gestalt annimmt, Haltung annimmt, meine physische Haltung und Form verändert, wenn es will.
Das Herz ist jetzt begegnend und empfangend.

Ich bin begegnend und empfangend.
Ich bin fortwährendes begegnen und empfangen.
Ich bin und wirke begegnend.

I – integrieren

Ich integriere mit meinem Herzen und in mein Herz, mein Zentrum des Menschseins, indem ich mein begegnendes Herz sich selbst zuwenden lasse, ohne dass es sich vom Anderen abwendet.
Ich setze integrieren auf Herzhöhe vor mir hin.
Ich erlaube meinem Herzen, dass integrieren mich unterweist, mich lehrt.
Ich erlaube meinem Herzen, integriert zu sein.
Ich nehme integrieren von außen nach innen in mein Herz.
Ich erlaube, dass das integrierende Herz Gestalt annimmt, Haltung annimmt, meine physische Haltung und Form verändert, wenn es will.
Das Herz ist jetzt integriert.
Ich bin integriert. Ich bin fortwährendes integrieren.
Ich bin und wirke integrierend.

Dynamik-Praxis

Die Dynamik-Praxis können Sie mit den verschiedensten Verbenpaaren der selbstverstärkenden Zyklen machen.

CO – zentrieren und öffnen

Ich lade zentrieren und öffnen in mich ein,
auf dass sie in mir ihre Dynamik entfalten.
Ich empfinde die Dynamik von zentrieren und öffnen in mir.
Ich erlaube der Dynamik, dass sie in mir und durch mich Gestalt annimmt.
Ich bin die Dynamik von zentrieren und öffnen.
Ich bin zentrierend und öffnend als Eines.
Öffnend zentrieren.
Zentrierend öffnen.

OE (Ö) – öffnen und ausdehnen

Ich lade öffnen und ausdehnen in mich ein,
auf dass sie in mir ihre Dynamik entfalten.
Ich empfinde die Dynamik von öffnen und ausdehnen in mir.
Ich erlaube der Dynamik, dass sie in mir und durch mich Gestalt annimmt.
Ich bin die Dynamik von öffnen und ausdehnen.
Ich bin öffnend und ausdehnend als Eines.
Ausdehnend öffnen.
Öffnend ausdehnen.

EB – ausdehnen und begegnen

Ich lade ausdehnen und begegnen in mich ein,
auf dass sie in mir ihre Dynamik entfalten.
Ich empfinde die Dynamik von ausdehnen und begegnen in mir.
Ich erlaube der Dynamik, dass sie in mir und durch mich Gestalt annimmt.
Ich bin die Dynamik von ausdehnen und begegnen.
Ich bin ausdehnend und begegnend als Eines.
Begegnend ausdehnen.
Ausdehnend begegnen.

BI – begegnen und integrieren

Ich lade begegnen und integrieren in mich ein,
auf dass sie in mir ihre Dynamik entfalten.
Ich empfinde die Dynamik von begegnen und integrieren in mir.
Ich erlaube der Dynamik, dass sie in mir und durch mich Gestalt annimmt.
Ich bin die Dynamik von begegnen und integrieren.
Ich bin begegnend und integrierend als Eines.
Integrierend begegnen.
Begegnend integrieren.

Schatten-Praxis und Sub-Praxis

Mit Schattenaspekten und Subpersönlichkeiten arbeiten wir auf dieselbe Weise wie mit den Verben. Es geht darum, dass wir differenzieren, bevor wir integrieren; dass wir ver-äußern, bevor wir ver-innern.

Hier ein Beispiel, um mit Wut umzugehen:

C – zentrieren

Ich bin wütend und empfinde meine Wut. Ich bin mir bewusst, was oder wer mich wütend macht.

O – öffnen

Ich öffne mich der Möglichkeit, dass es nicht diese Person ist, die mich wütend macht, sondern dass sie etwas in mir auslöst, das nicht in diesem Moment wurzelt.

E – ausdehnen

Ich setze die Person, auf die ich wütend bin, vor mich hin und lasse sie reden. Wenn sich die Person in eine andere Person verwandelt, lasse ich das zu. Ich höre zu (zentriert, offen), bis sie sich erschöpft hat. Ich empfinde dabei, was in mir vorgeht. Meine Empfindungen wandeln sich unter Umständen auch, etwa von Wut in Mitgefühl.

B – begegnen

Nun nehme ich diese Person (in welche Person sie sich auch gewandelt haben mag, und nicht die Wut an sich) in mich hinein und spreche als diese Person aus mir heraus.

I – integrieren

Ich bin nun die Person, die mich wütend gemacht hat. Die Empfindungen wandeln sich.

Genau dasselbe können wir mit inneren Stimmen machen, mit den Subpersönlichkeiten, zum Beispiel mit dem inneren negativen Kritiker:

C – zentrieren

Ich bin negativ kritisierend, sehe alles negativ.

O – öffnen

Ich öffne mich der Möglichkeit, dass nicht ich es bin, der alles negativ sieht und negativ kritisiert, sondern ein Teilaspekt von mir.

E – ausdehnen

Ich setze diesen Teilaspekt vor mich hin und lasse ihn reden. Ich höre zu (zentriert, offen), bis er sich erschöpft hat. Ich empfinde dabei, was in mir vorgeht.

Meine Empfindungen wandeln sich unter Umständen.

B – begegnen
Nun nehme ich diesen Teilaspekt wieder in mich hinein und spreche bewusst als Teilaspekt, nicht als Gesamtheit, aus mir heraus.

I – integrieren
Ich bin nun die Gesamtheit. Der Teilaspekt hat den ihm gebührenden Platz eingenommen. Er darf reden, aber er ist nicht die einzige Stimme.

Zudem können wir eine Dynamik-Praxis mit zwei Subpersönlichkeiten machen, so wie wir sie sonst mit Verben machen, und deren Dynamik sich in uns entfalten lassen.

Text-Praxis

(Hier ein Beispiel mit einem Gebet. Wählen Sie Ihre Texte bitte selber.)
Höchster, glorreicher Gott
Zustand, der mich umfasst
und der größer ist als mein alltäglicher Zustand
Gewahrsein, das größer ist als mein alltägliches Gewahrsein
Sein, das größer ist als meine täglichen Handlungen
Fülle, die größer ist als das, was ich bin, annehmen und umsetzen kann
Kraft, die größer ist als meine Kraft, die ich normalerweise mobilisieren kann
Liebe, die größer ist als die Liebe, die ich in einem Moment empfangen und geben kann

Ich öffne mich. Ich öffne mich dir und allem. Ich entspanne in das Öffnen. Du bist öffnen. Ich entspanne in dich. Ich erkenne und anerkenne dich, denn das kleine Ich ist nicht alles, ich habe das Universum nicht erschaffen. Ich bin bereit zu empfangen.

Erleuchte die Finsternis meines Herzens
Ich lade dich ein in die Tiefe meines Herzens, ich öffne die Tiefe meines Herzens hin, damit du wirkst, damit du wirken kannst. Nicht ich leuchte, du leuchtest durch mich.

und schenke mir rechten Glauben,
Ich lade dich ein in mein «glauben», denn glauben heißt lieben, heißt in Beziehung sein, heißt, nicht in selbst gebauten Gefängnissen zu verweilen, sondern immer wieder auszudehnen und zu begegnen. Hilf mir, in diesem Begegnen zu sein, ohne mich immer wieder zu verflüchtigen. Wir sind zusammen. Wir glauben gemeinsam.
gefestigte Hoffnung,
Ich lade dich ein in mein «hoffen», in die Tiefe, Weite und Fülle meines Horizontes, ich öffne «hoffen», damit du darin wirken und es verwurzeln kannst. Nicht ich hoffe, du hoffst durch mich. Wir schreiten gemeinsam den Horizonten entgegen.

vollendete Liebe
Ich lade dich ein in mein «lieben», in die Tiefe, Weite und Fülle meines Liebens, meines Herzens, das ich öffne und weite, ich öffne «lieben», damit du darin wirken kannst. Ich lasse mich, damit ich dich zulassen kann. Nicht ich liebe, du liebst durch mich, wir lieben gemeinsam, sind nicht getrennt.

und tiefgründende Demut
Ich lade dich ein in die tiefsten Gründe meines einfachen Seins jenseits aller Großartigkeit, ich öffne «sein», damit du wirken und es erfüllen kannst. Nicht ich bin, du bist durch mich, wir sind gemeinsam.

Objekt-Praxis

Widmen Sie sich einem «Objekt» Ihrer Wahl. Das kann eine Blume sein. Ein schöner Sommermorgen. Der Atem. Das kann auch eine Landschaft sein, ein Gebäude, eine Musik – oder, wen verwundert es, eine Bewegung.

Ich bin.
Ich bin mit dir.
Ich öffne mich hin zu dir.
Ich dehne mich aus zu dir.
Ich begegne dir. Wir begegnen uns.
Ich empfange dich. Wir empfangen uns.
Wir sind.

Die Kunst des Begegnens

Die fünf essentiellen Impulse

- *Vergessen Sie nicht, was Sie bereits gelernt haben. Und vergessen Sie dann alles.*
- *Empfangen Sie das Unerwartete*
- *Werden Sie vielschichtig*
- *Verschieben Sie das K von reaktiv zu kreativ*
- *Werden Sie zum fließenden Vierfüßler*

Übung zur Reaktion

Reaktion

Wer sind Sie ohne Ihre Reaktionen?

Antworten Sie!

Kontakt-Übungen zur Integrität

Schmetterlingsberührungen

Berühren Sie sich immer so, als würden Sie mit der Berührung einen Schmetterling fangen – und dieser bleibt dabei ganz, glücklich und am Leben.

Halten Sie die Waage

Oder genauer: Stellen Sie Ihre Küchenwaage hin und fügen Sie mit der Hand einen Druck von 100 Gramm auf sie aus. Versuchen Sie, den Druck möglichst konstant zu halten. Wozu? Damit Sie bereit sind für die nächste Übung:

Magnet-Berührung

Berühren Sie wie ein Magnet. Docken Sie an. Jetzt nicht mehr an der Waage, sondern an Ihrem Partner. Das geschieht nicht dadurch, dass Sie sich physisch festhalten! Es ist immer ein ganz sanfter Druck von 100 Gramm vorhanden. Egal, was passiert.

Die stehende Hand

Lassen Sie ihre Hand stehen. Auf Ihren Füßen. Schaffen Sie eine gute Verbindung von der Erde zu Ihrer Hand und zurück. Bringen Sie die Koordinaten, also die Gelenke, auf die Reihe. Dadurch haben Sie eine gute Struktur, die Hand ist integriert, kann mehr entspannen und wird besser durchblutet und energetisiert.

Die atmende Hand

Ihre Hand – und der dazugehörende Körper bis zu den Füßen – ist entspannt. So entspannt, dass Sie Ihren eigenen Atem darin wahrnehmen. Im Berühren ist sie so entspannt, dass Sie auch den Atem Ihres Gegenübers wahrnehmen und empfinden können.

Die hörende Hand

Wenn Ihre Hand entspannt ist, können Sie damit «hören». Sie können beobachtend und empfindend Informationen sammeln. Sie hören Physisches, etwa Verspannungen und Mängel in der Struktur, oder Reaktionsmuster. Sie hören Subtileres, etwa Fülle und Leere, und noch Subtileres wie Unaufmerksamkeit und Präsenz.

Die fragende Hand

Dies ist die aktiv zuhörende Hand. Wenn Sie berühren, haben Sie eine Frage. Wenn Sie stoßen, stellen Sie Fragen. Erforschen Sie das Begegnen.

Interne Neutralisation

Seien Sie der große Wasserfall

Leiten Sie jeden Kontakt fortwährend in den Boden. Sie sind der große Wasserfall, und nun kommt da einer mit einem Gartenschlauch und spritzt hinein. Hahaha!

Seien Sie mit Abstand nah dran, Teil 1

Als Vorübung: Gehen Sie eine Runde. Ganz nah hinter Ihrem Partner. Dieser verlangsamt, wird schneller, stoppt, und Sie sollten immer möglichst nah dran bleiben. Sie werden feststellen, dass Sie unaufhörlich reagieren müssen.
In einer zweiten Runde halten Sie mindestens einen Meter Abstand. Sie wer-

den feststellen, dass Sie viel eher in ein Fließen kommen, das zwar Teil der Bewegungen Ihres Partners ist, Sie müssen jedoch nicht unaufhörlich sofort reagieren, sondern haben Luft.
Dasselbe gilt übrigens im Straßenverkehr.

Seien Sie mit Abstand nah dran, Teil 2
In der Interaktion sind Sie, anders als in der Vorübung, immer nah dran. Trotzdem können Sie die Qualität des Raums, des Abstands kultivieren, indem Sie minimal folgen (siehe auch nächste Übung) und nicht jede Bewegung des Partners im selben Umfang mitmachen.

Halten Sie die Ellbogen immer möglichst nah beim Zentrum
Das hilft Ihnen beim Zentrieren und Entspannen. Und Sie fuchteln sich nicht selbst aus dem Gleichgewicht.

Seien Sie ein Airbag
Sie nehmen die Bewegungen des Partners zwar auf, doch Sie federn sie (mithilfe Ihrer Struktur) zugleich auch ab.

Lassen Sie sich nach unten drücken
Diese Übung knüpft an den Wasserfall an. Nehmen Sie die Energie an, bleiben Sie in einer korrekten Struktur, lassen Sie sich von der Energie nach unten komprimieren, als würde Ihr Partner einen Ball unter Wasser drücken. Das hält Sie nicht nur stabil, sondern gibt Ihnen ausgezeichnetes Dekompressionsfutter, das

Sie Ihrem Partner zu gegebener Zeit zum Geschenk machen können. Das nennt man dann Karma.

Think Sink!

Ihr Partner schiebt nach hinten? Sie sinken nach unten. Ihr Partner stößt nach oben? Sie sinken nach unten. Er zieht nach vorne? Sie sinken – richtig, Sie haben es erraten: nach unten.

Der spiralende Wasserfall

Sinken Sie, was auch passiert. (Aber bitte nur intern, bis auf den kleinen physischen Kompressionseffekt. Sonst können Sie Ihrem Partner auch gleich vor die Füße fallen. Einfacher wird es dort unten nicht.) Dieses Sinken und Komprimieren geschieht immer in einer leichten Spiralform. Diese produzieren Sie nicht, aber sie lassen sie zu. Sie finden Sie deshalb, weil Sie jetzt die Information haben, dass da eigentlich eine Spiralform entstehen müsste.

Machen Sie sich dünn und bleiben Sie da

Beziehungsweise Ihre Mitte. Was geschieht, wenn Ihr Partner voll auf Ihre Mitte zugeht? Machen Sie Ihr Lot (die Goldene Linie, siehe Atmung der Goldenen Linie) dünn und dünner. Sie sind wie eine Drehtür mit einer stabilen, aber unglaublich dünnen Mitte. Ihr Partner wird sie und Sie nicht finden. Aber auch hier: Think Sink! Selbst wenn Sie gedreht werden, sinken Sie – spiralförmig.

Lassen Sie Ihre Reaktionen bleiben

Nur weil Ihr Partner Ihre Schulter nach oben bewegen will, heißt das nicht, dass

Sie Ihre Schulter nach oben bewegen (im Gegenteil, lassen Sie Ihre Schulterblätter zum Kreuzbein und von da in den Boden fallen). Spüren Sie Ihre Reaktionen auf, die zwar sein wollen, die aber nicht sein müssten. Und lassen Sie sie sein. Das wird tausend Mal nicht gelingen. Bleiben Sie dran. Es wird gelingen.

Lassen Sie Ihre subtilen Reaktionen bleiben

Kaum gehen wir in Kontakt, ist das nicht nur eine physische Angelegenheit. Sofort wird der ganze Mensch aktiv. Auch die Psyche. Wir beginnen zu urteilen, zu werten. Lassen Sie es sein. Seien Sie. Sinken Sie in die stille Größe des Geistes in der alles entsteht und vergeht (siehe Kapitel Die Kraft des Begegnens).

Neutralisieren sie, basta!

Solange Sie neutralisieren, gibt es – innerhalb der abgemachten Regeln – keinen falschen Angriff, Griff, keinen falschen Schlag oder Stoß. Es gibt nur falsche Neutralisation, und die beginnt damit, den Partner zu bewerten. Wenn Sie neutralisieren, nehme Sie an, was kommt, und neutralisieren Sie.

Externe Neutralisation

Lassen Sie sich bewegen

Lassen Sie sich von der ankommenden Bewegung bewegen. Bewegen Sie sich nicht von selbst – sonst reagieren Sie.

Seien Sie ein Knetmännchen/-weibchen

Lassen Sie sich formen (ohne sich dabei selbst zu bewegen), bleiben Sie dabei aber immer in Ihrer Struktur. Falls Sie an die Grenze kommen, bei der Sie aus der Struktur fallen würden, ist es Zeit für interne Neutralisation.

Lassen Sie sich massieren

Zugegeben, das ist eigentlich dieselbe Übung wie die vorherige. Aber die Vorstellung dabei ist, dass die ankommende Berührung sie massiert. Wer würde schon eine Massage ablehnen? Aahh...

Lassen Sie sich subtil bewegen

Die letzten Übungen bezogen sich auf den Körper. Wenn Sie dies subtilisieren, werden Sie bemerken, dass Sie sich zuerst von Energien bewegen lassen können. Also von einer Bewegung, die zwar auf Sie zukommt, aber noch nicht angekommen ist. Die Energie bringt Ihre Energie in Bewegung und diese Ihren Körper.

Lassen Sie sich intentional bewegen

Subtilisieren Sie die letzte Übung weiter, nehmen Sie Bewegungen wahr, bevor Sie überhaupt entstehen. Denn Bewegungen, die nicht direkt aus dem Fluss (dem Material an sich) entstehen, entstehen zuerst auf einer intentionalen (kausalen) Ebene, bevor sie Energie und dann den Körper in Bewegung versetzen. Hier liegt die Gefahr, diese Fähigkeit mit «schneller reagieren» zu verwechseln. Erinnern Sie sich, wir reagieren nicht. Wir nehmen an und leiten ab und

um. Hier nehmen Sie die Intention wahr und an und lassen daraus Ihre eigene Bewegung ohne Zutun entstehen, also aus dem kausalen Fluss.
Das klingt vielleicht etwas abstrakt. Beginnen Sie physisch, indem Sie sich bewegen lassen und subtilisieren Sie. Es wird sich entwickeln.

Übungen zur kombinierten Neutralisation

Seien Sie 100%

Die meisten Neutralisationen haben einen Anteil interner und einen Anteil externer Neutralisation. Achten Sie darauf, dass die beiden Anteile immer 100% ergeben. Spielen Sie mit den Anteilen und schauen Sie, was passiert.

Allgemeine Impulse

Eröffnen Sie das Lernfeld

Verneigen Sie sich zu Beginn jeder Interaktion. Damit eröffnen Sie das Lernfeld.

Halten Sie den Dialog aufrecht

Wenn Sie mit interner und externen Neutralisation spielen, werden Sie merken, dass mal das Eine und mal das Andere Sinn macht, um die Dynamik in Gang zu halten. Erinnern Sie sich, es geht um einen bereichernden Dialog. Stehen Sie also nicht einfach unbeweglich da, um Ihre großartigen internen Neutralisationskünste zur Schau zu stellen.

Bewahren Sie Haltung und wahren Sie Ihre Würde

Bleiben Sie immer in Ihrem Zentrum und in Ihrer Struktur. Widmen Sie der Interaktion/dem Dialog Ihre ungeteilte Aufmerksamkeit. Aus dieser entsteht die Würde und die Ethik.

Vervollständigen Sie

Und verteilen Sie Komplimente. Aber nicht mit Worten (oder nicht nur, wobei wir schon beim nächsten Impuls wären), sondern komplementieren Sie. Machen Sie ganz. Wenn der Partner weich ist, seien Sie hart. Wenn er stockt, fließen Sie. Wenn er fließt, fließen Sie auch! Wenn er steigt, sinken Sie. Wenn er angreift, neutralisieren Sie.

Geben Sie keine ungefragten Feedbacks

Ein richtiger Killer. Es ist manchmal erstaunlich, wie hartnäckig man diesen Impuls nicht wahrnehmen kann.

Besiegeln Sie die Interaktion

Nachdem Sie eine Weile in intensivem Austausch waren, ist es nur recht, einen würdigen Abschluss zu finden. Verneigen Sie sich wieder, Sie sagen damit danke. Anschließend empfehle ich eine herzliche Umarmung. Rechts herum.

Übungen zur Klarheit

Seien Sie sich klar, was angebracht ist. Und ziehen Sie es durch.

Dieser Impuls heißt nicht «Seien Sie sich klar, was Sie wollen». Seien Sie sich darüber klar, was jetzt das richtige Handeln/Nicht-Handeln/Geschehenlassen ist, indem Sie in einem subtilisierenden und verwesentlichenden Zustand sind. Und weichen Sie nicht davon ab. Seien Sie klar mit Ihren Handlungen. Das hat viel damit zu tun, nicht auf jede Kleinigkeit zu reagieren und sich vom Kurs abbringen zu lassen. Und mit den nächsten beiden Übungen:

Seien Sie stabil und agil

Nicht auf jede Kleinigkeit zu reagieren und das Angebrachte durchzuziehen ist eine Qualität, in der Zielgerichtetheit mit Flexibilität kombiniert wird. Stoßen Sie zum Beispiel geradeaus, auch wenn Ihr Partner nach links und rechts (und oben und unten) auszuweichen versucht. Seien und handeln Sie verwesentlicht und wesentlich.

Wirken Sie aus der Goldene Linie

Die Goldene Linie macht nicht nur Ihre neutralisierende Mitte stark (siehe oben, Machen Sie sich dünn…), sondern auch Ihre Absicht klar. Aus dieser verwesentlichten Seinsqualität kommt die Intention, die zu unterscheiden ist vom kleinen, egoischen Willen (der sich groß aufplustern und viel Lärm machen kann). Hier gleich noch eine Bemerkung dazu:

Intimitäts-Übungen

Zur Vorbereitung

Seien Sie realistisch

Diese Art von Übung können Sie erst machen, wenn Sie wirklich zentriert sind und auch bleiben können und die Empfindungen Ihrer subtilen Empfindungsquellen Ihnen geläufig sind. Während bei den Interaktions-Übungen wahrlich keine Welt untergeht, wenn wir mal das Zentrum verlieren (und es ist auch unvermeidlich), könnten Sie hier innere Prozesse in Gang bringen, zu denen Sie noch nicht bereit sind.

Seien Sie wählerisch

Während es bei den Interaktions-Übungen Sinn macht, mit jedem verfügbaren Partner zu üben, um damit das Interaktionsspektrum zu weiten, ist es bei Intimitäts-Übungen eine andere Ausgangslage. Sie streben eine tiefe, intime Verbindung an und es findet ein ganz persönlicher, intimer (nicht im erotischen Sinn) Austausch statt. Sie schaffen ein einzigartiges Gemeinsames. Zudem ist – je nach dem, wie tief Sie gehen – Ihre Kapazität für intime, tiefe Beziehungen beschränkt. Da unsere Partner nicht einfach Mittel zum Zweck sind (das wäre, wenn schon, eine Integritäts-Perspektive), sondern es um die Beziehung an sich geht, müssen Sie sehr wählerisch sein.

Wahren Sie die Integrität aller Beteiligten

Nehmen Sie Grenzen wahr. Ihre und die anderen. Machen Sie nichts, was Ihre Integrität oder diejenige Ihres Partners verletzt.

Seien Sie sich klar, was das soll

Wir machen die Übungen ja nicht zur Unterhaltung. Schlussendlich geht es darum, immer mehr und kompetenter Mensch und Mitmensch zu werden. Gehen Sie den Weg, «der zu einem guten Zuhause führt». Wissen Sie, was ich meine? (Wenn nicht, ist noch nicht klar, was das soll.)

Setzen Sie vorher den Rahmen

Während bei den Interaktions-Übungen von sich aus ein Rahmen vorgegeben ist, nämlich die Methode, innerhalb derer wir praktizieren, und die ihre festgelegten Regeln hat, so ist hier der Rahmen nicht von Anfang an gegeben. Geben Sie ihn sich selbst, und zwar in vorheriger Absprache. Finden Sie einen Weg, jederzeit aussteigen zu können, ohne die Verbindung zu zerstören.

Integrieren Sie gemeinsam

Während bei den Interaktions-Übungen vieles offensichtlich ist, da ja viel Bewegung da ist, da jemand aus dem Zentrum fällt usw., laufen die Prozesse im Intimitäts-Bereich verborgener ab. Daher ist es wichtig, anschließend darüber zu sprechen (ohne es zu zerreden). Sprechen Sie von sich, in der Ich-Form. Seien Sie ehrlich. *Beschränken Sie sich dabei unbedingt auf folgende Fragestellung: Was hat das Erlebte mit mir zu tun?* Alles Andere hat großes destruktives Potenzial.

Hören Sie zu, wenn Sie zuhören. Der intime Austausch wird auf diese Weise noch weitergeführt und integriert.

Grund-Übung

Sich gegenüber sitzen und die Augen schließen

Sitzen Sie sich gegenüber und schließen Sie die Augen.

Können Sie zentrieren und still werden, obwohl da jemand gegenüber sitzt? Können Sie sich öffnen (Ihre Wahrnehmung, Ihre Quellen des Empfindens), obwohl Sie ein Gegenüber haben (welches ja die Augen auch geschlossen hat)? Falls Sie das nicht können, sind Sie für weitere Übungen noch nicht bereit.

Die Wahrnehmung öffnen

Öffnen Sie nun Ihre Wahrnehmung so, dass die Möglichkeit entstehen kann, Ihren Partner wahrzunehmen. Physisch hören Sie vielleicht den Atem. (Es gibt keine schönere und heiligere Musik, finde ich, als den Atem des Andern.) Vielleicht spüren Sie Wärme. Was nehmen Sie auf subtileren Ebenen wahr? Im Becken? Im Solar Plexus? Im Herzen? Im Hals? Auf der Stirn?

Die Augen öffnen

Öffnen Sie nun Ihre Augen und schauen Sie in die Augen des Partners. (Je nach Absprache sagt jemand ein Wort, damit dies gleichzeitig geschieht.) Was geschieht? Können Sie präsent und offen bleiben? Was verändert sich? Falls der Blickkontakt zu intensiv ist, können Sie Ihren Blick woanders hin richten oder die Augen wieder schließen.

Das Empfinden ausdehnen und subtilisieren

Sie haben die Augen offen, dehnen Ihr Empfinden aus und sinken gleichzeitig tiefer in Ihren Partner. Damit einher geht ein Subtilisieren. Sie nehmen subtilere Empfindungen wahr.

Begegnen

Richten Sie Ihr Empfinden auf die Quelle des Empfindens im Herzen. Sie können eine Brücke von Ihrem Herzen zum Herzen des Partners bilden. Begegnen Sie sich in Ihren Herzen.

Integrieren

Seien Sie im Herzen. Lösen Sie sich schließlich sorgsam, als würden Sie sich physisch lösen. Bedanken Sie sich.

Weitere Übungen

Rücken-Übung

Sitzen Sie sich zuerst wie oben gegenüber, bis Sie sich wohl fühlen. Dann drehen Sie sich den Rücken zu und setzen Sie sich behutsam zueinander, so dass sich Ihre Rücken (und das Kreuzbein) berühren. Dann können Sie wie in der Grund-Übung weiterfahren. Öffnen Sie Ihre Wahrnehmung.

Wo spüren Sie den Atem Ihres Partners?

Wo spüren Sie Wärme?

Was ist die Qualität des Kontaktes?

Können Sie in den Kontakt hinein entspannen und öffnen?

Bleiben Sie dabei auch immer in der Eigenwahrnehmung.

Was verändert sich bei Ihnen physisch?

Wie verändert sich Ihr Atem?

Welche Quellen melden sich verstärkt, und wie melden sie sich?

Dehnen Sie das Empfinden aus, indem Sie es zulassen und sowohl bei sich als auch in Kontakt sind. Genießen Sie den Kontakt.

Sie können, wenn Sie das vorher abgesprochen haben, gemeinsam Ihr Empfinden auf die Quellen des Empfindens richten, von unten nach oben.

Findet eine Art der Verschmelzung statt? Ist plötzlich nicht mehr so klar, wo Sie beginnen und wo Sie enden, was Ihr Atem ist, was der Atem des Partners, was der gemeinsame Atem?

Lösen Sie sich zur gegebenen Zeit ganz sanft, bringen Sie die Wahrnehmung ganz zur Selbstwahrnehmung zurück.

Drehen Sie sich um. Bedanken Sie sich.

Die Herzen vereinen

Sitzen Sie sich gegenüber und gehen Sie vor wie in der Grund-Übung. Wenn Sie die Herzen verbinden, legen Sie die rechte Hand auf das Herz Ihres Partners und die linke Hand auf seine Sie berührende Hand. Nehmen Sie wahr, was sich verändert. Der Atem, die Herzfrequenz, der Energielevel, der Erregungslevel, der Empfindungslevel, die Dynamik, die Stille? Empfinden Sie. Vielleicht empfinden Sie ein Kreisen durch Ihren Arm zum Herzen des Partners und durch seinen Arm in Ihr Herz. Immer gilt: Lassen Sie Emotionen fließen, wenn sie fließen wollen. Sie müssen sich dabei nicht unbedingt in die Augen schauen.
Lösen Sie sich dann ganz sanft, bringen Sie die Wahrnehmung ganz zur Selbstwahrnehmung zurück.
Bedanken Sie sich.

Die Quellen des Empfindens vereinen

Sitzen Sie sich gegenüber und gehen Sie vor wie in der Grund-Übung. Wenn Sie in die Phase des Begegnens kommen, legen Sie Ihre rechte Hand (oder Finger) ganz sanft auf den Scheitel Ihres Partners und Ihre linke auf die Sie berührende Hand. Üben Sie keinen Druck aus. Achten Sie darauf, dass Sie auch in dieser Position entspannt bleiben, lassen Sie die Schulterblätter fallen.
Bleiben Sie im Begegnen, im Austausch, im nonverbalen Dialog. Empfinden Sie, atmen Sie, bleiben Sie zentriert, erlauben Sie aber auch eine Auflösung der klaren Grenzen von Ich und Du.
Wechseln Sie zu gegebener Zeit (wann das ist, werden Sie wissen oder es kom-

munizieren) behutsam zur Stirn, der Stelle zwischen den Augenbrauen. Achten Sie hier besonders darauf, nicht zu drücken. Empfinden Sie.
Wechseln Sie zum Hals und legen Sie die Hand sanft unter den Hals, nicht auf den Hals oder Kehlkopf.
Wechseln Sie zum Herzen, zum Solar Plexus und zur Stelle unterhalb des Bauchnabels. (Falls Sie das unterste Zentrum auch einbeziehen möchten, haben Sie das vorher ganz klar so abgemacht. Schieben Sie dazu die rechte Hand ganz leicht unter das Becken. Sie ist nun wie ein Gefäß für die Geschlechtsteile. Ihre linke Hand haben Sie von der Hand des Partners gelöst. Lassen Sie sie entweder bei sich oder bei Ihrem Partner auf der Stelle unterhalb des Bauchnabels ruhen.)
Bleiben Sie im Begegnen, im Austausch, im nonverbalen Dialog. Empfinden Sie, atmen Sie, bleiben Sie zentriert, erlauben Sie aber auch eine Auflösung der klaren Grenzen von Ich und Du.
Gehen Sie dann den gleichen Weg wieder zurück, wobei Sie Ihre linke Hand wieder auf die Hand der Partners legen.
Lösen Sie sich dann ganz sanft, bringen Sie die Wahrnehmung ganz zur Selbstwahrnehmung zurück.
Bedanken Sie sich.

Ich muss Ihnen wohl nicht klarmachen, dass dies eine sehr kraftvolle, intensive Übung sein kann. «Übung» ist dabei wohl ein Understatement. Es ist eine Lebenserfahrung. Sie schaffen neue Quellen, die nur in Ihrer Verschmelzung existieren. Einzigartig.

Umarmen

Umarmen Sie sich. Auf welche Seite tun Sie das normalerweise? Vermutlich nach links. Empfinden Sie.
Wechseln Sie dann die Seite. Empfinden Sie.
Legen Sie die eine Hand auf den hinteren Herzbereich zwischen den Schulterblättern Ihres Partners. Die andere Hand legen Sie auf das Kreuz oder Kreuzbein. Empfinden Sie. Was geschieht bei Ihnen, was geschieht bei beiden?
Lösen Sie sich behutsam.

Partneratmen

Das Partneratmen können Sie in jeder Position machen. Partner A atmet durch das Herz ein (genauer: vergegenwärtigt sich, wie die Atmung direkt in durch den Brustkorb in das Herz strömt) und durch die zweite Quelle des Empfindens wieder aus.
Partner B atmet durch die zweite Quelle des Empfindens ein und durch das Herz wieder aus.
So entsteht ein Kreislauf des gemeinsamen Atmens. Atmen Sie dabei ganz natürlich. Das Atmen muss auch nicht synchronisiert werden.
Empfinden Sie. Empfinden Sie nicht nur mit den direkt involvierten Quellen des Empfindens, sondern mit allen Quellen.
Lösen Sie sich behutsam.

Lernen und lehren

Forscherfutter

Was steht bei Ihnen auf dem Speiseplan? Löffeln Sie die Suppe der elenden Verknüpfungen? Was sind Ihre Verknüpfungen?

- Bewegen Sie sich mit Disziplin?
- Meditieren Sie mit Disziplin? (Wenn ja, woher kommt sie?)
- Praktizieren Sie mit Disziplin?
- Welchen Wert sehen Sie in Formen?
- Können Sie spielend lernen?
- Können Sie verwesentlichen und dadurch Heiterkeit freisetzen? Oder werden Sie ernst?
- Was lieben Sie?

Der Übungsfächer

Der Übungs-Fächer: Millionen Übungen

Anleitung

Nehmen Sie je ein Element aus A und B, aus A, B und C, und so weiter, bis maximal A, B, C, D E, F, G. Kombinieren Sie die Elemente zu einer einzigen Übung. Es ergeben sich so Millionen von Übungen. Nicht alle Kombinationen sind sinnvoll, aber es gibt eine Unzahl sinnvoller Kombinationen.

Der Fächer ist bei Weitem nicht vollständig. Die beschreibenden Bilder, die Sie darin zur Visualisation vorfinden, sind Bilder, die ohne kulturellen Kontext (so hoffe ich) klar sind oder in diesem Buch besprochen wurden. Sie finden also keine Drachen und Tiger, diese und andere Qualitäten können Sie aber jederzeit dazu nehmen und so den Fächer individuell ausgestalten.

Der Übungsfächer fordert Sie auf, zu improvisieren. Werden Sie zum Jazzer!

A: Bewegung/ Position
Wählen Sie irgendeine Bewegung aus, die Sie kennen. Das kann ein nicht zu langer Bewegungsablauf aus einem Sport sein, Positionen aus Yoga und Pilates, eine Position aus dem stillen Qigong oder eine Übung aus dem bewegten Qigong, ein Teil aus einer Taiji-Form oder einer Kata. Wenn Sie noch gar keine Bewegung kennen, schauen Sie im Internet nach oder besuchen Sie einen Kurs beim nächsten Anbieter, um einige Grundbewegungen zu erlernen.

B: Stand/Gang

Parallelstand hüftbreit

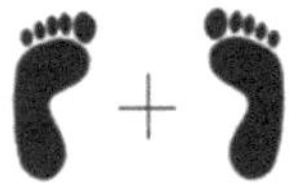

Parallelstand schulterbreit

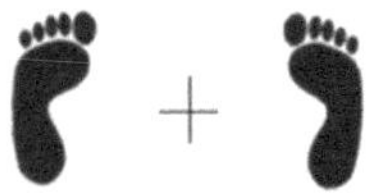

Parallelstand sehr breit (Spreizstand)

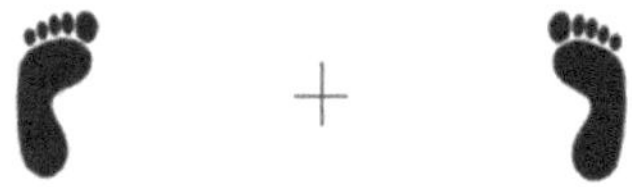

Bogenstand links vorne

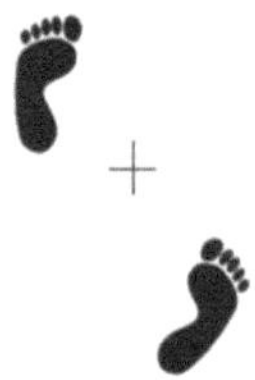

Bogenstand rechts vorne

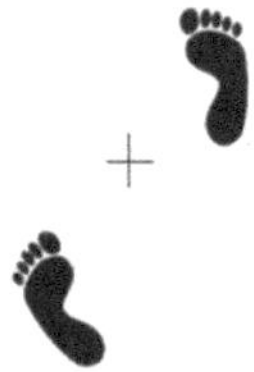

auf einem Bein stehen

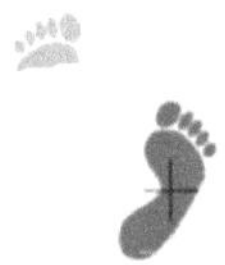

langer Bogenstand links vorne

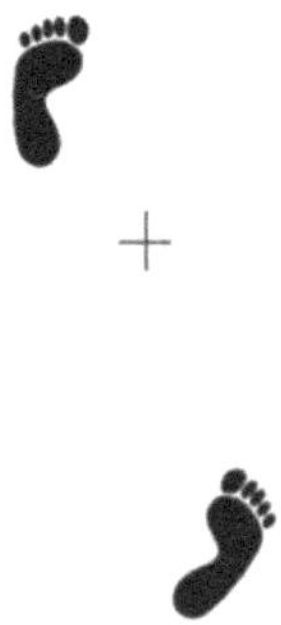

langer Bogenstand rechts vorne

langer Bogenstand links oder rechts vorne, 45 Grad ausgedreht

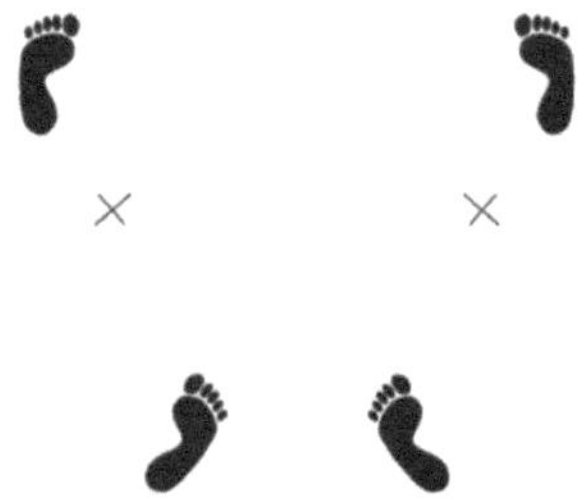

vorwärts gehen
seitwärts gehen
rückwärts gehen
vorwärts gehen mit kleinen Schritten
seitwärts gehen mit kleinen Schritten
rückwärts gehen mit kleinen Schritten
vorwärts gehen mit großen Schritten
seitwärts gehen mit großen Schritten
rückwärts gehen mit großen Schritten

C: Grundbewegung

- Das Gewicht nicht verlagern
- Das Gewicht nach rechts verlagern und den Körper nach rechts drehen, dann auf die andere Seite: nach links verlagern und nach links drehen
- Das Gewicht nach rechts verlagern und nach links drehen, dann auf die andere Seite: nach links verlagern und nach rechts drehen
- Frei verlagern und den Körper dazu drehen

D: Tempo

- normal
- langsam
- sehr langsam
- schnell
- sehr schnell

E: Atmung

- atmen wie ein Fluss
- volle Atmung
- vollständige Atmung
- Ganzkörperatmung
- Atmung der Goldenen Linie

F: wahrnehmen und empfinden (fokussieren, visualisieren, vergegenwärtigen)

Die selbstverstärkenden Zyklen

- entspannen – sinken
- entspannen – strukturieren
- entspannen – atmen
- zentrieren – beobachten
- entspannen – öffnen
- öffnen – sinken
- öffnen – empfangen
- öffnen – empfinden
- öffnen – ausdehnen
- ausdehnen – flirten
- ausdehnen – fokussieren
- ausdehnen – erkennen
- ausdehnen – differenzieren
- ausdehnen – vernetzen
- vernetzen – fließen
- vernetzen – kommunizieren
- vernetzen – kontexten
- vernetzen – subtilisieren
- vernetzen – integrieren
- integrieren – differenzieren
- subtilisieren – verwesentlichen
- wirken lassen – würdigen
- integrieren – verwesentlichen

Körperlich strukturell und dynamisch

- entspannen
- Schultern oben, hinten, vorne, auf der Seite und innen entspannen
- die Schulterblätter zum Steißbein fallen lassen
- Füße oben, unten und innen entspannen
- Außenkante belasten
- den ganzen Fuß regelmäßig belasten
- das Knie über dem Fuß
- Sprunggelenk/ Knie/ Hüftgelenk auf einer Linie
- das Gesäß entspannen
- in den Bauch atmen
- keinen Unterbruch zwischen Aus- und Einatmen
- Ganzkörperatmung
- 100% verlagern
- Fuß absetzen und Gewicht verlagern differenzieren
- Becken fallen lassen
- das Becken immer auf derselben Ebene
- das Becken ist ein Wasserbecken, nichts verschütten
- regelmäßiger Fluss
- von unten nach oben bewegen
- von der Mitte nach außen bewegen
- sechs Koordinaten auf die Reihe kriegen
- Wirbelseil gerade
- die Hüfte bewegt die Schulter

- das Knie bewegt die Ellbogen
- das Sprunggelenk bewegt die Hand
- Bewegung der Wirbelsäule – nach vorne/hinten, nach links/rechts, kreisförmig
- die Bewegung kehrt immer zum Zentrum zurück
- Ellbogen schwer
- die Arme bewegen sich nicht isoliert – Beine bewegen Arme
- Schwung aufbauen und verlangsamen
- bei Gewichtsverlagerungen auf Blockaden «hören»
- Tensegrity sein
- ein Kontrabass-Käferchen zupft am Tensegrity-Netz
- bei Gewichtsverlagerungen den Fuß abstoßen
- zentrieren
- öffnen
- ausdehnen
- vernetzen
- integrieren
- zentrieren und öffnen
- zentrieren und öffnen und ausdehnen
- zentrieren und öffnen und ausdehnen und verbinden
- zentrieren und öffnen und ausdehnen und verbinden und integrieren
- sinken und öffnen gleichzeitig: entspannte Stärke
- sinken, öffnen und ausdehnen gleichzeitig: die Welle bewegt sich nach vorne
- verwesentlichen
- differenzieren und integrieren

- von innen nach außen bewegen
- von unten nach oben bewegen
- den Bewegungsradius weiten
- das Bewegungsspektrum weiten

Subtil

- subtilisieren
- den Bewegungsfluss im Körper wahrnehmen und empfinden
- den Bewegungsfluss außerhalb des Körpers wahrnehmen
- eine Lichtkugel stützt und erfüllt den Solar Plexus
- jede Zelle öffnen und füllen
- in Energie baden
- Verstand und Emotionen entspannen
- regelmäßig und konstant fließen
- Bewegung geht durch das Herz in die Arme
- unten und oben ausgleichen
- vorne und hinten ausgleichen
- innen und außen ausgleichen
- den natürlichen Fluss, der sich von selbst entfaltet, bewusst verfolgen
- voll und leer unterscheiden
- Körper und Energie: die Einheit kultivieren
- grob beginnen und subtiler werden

Qualitäten entwickeln

- Köbi empfinden (resultiert in Fülle)
- Köbi beobachten (resultiert in Präsenz)
- inneres Lächeln nach außen bringen – sich nicht todernst bewegen
- in jedem Fuß eine Kathedrale
- in jeder Schulter eine Kathedrale
- Laserstrahl-Verlagerungen
- Gewicht unter dem Boden verlagern
- mit der Hüfte auf einer Ebene bleiben
- beim Verlagern wird das Steißbein von einer Schnur nach vorne gezogen
- Wurzeln schlagen
- Sanduhr sein
- Spiegelbild unter dem Boden
- Spiegelbild, das sich entgegengesetzt bewegt
- in einer Pyramidenspitze stehen, die ganze Pyramide bewegen
- unten (alle unteren Seiten) schwer
- durch das Becken verläuft eine Ebene, auf der Ebene ist ein Kügelchen
- das Becken als randvolles Wasserbecken
- sich in Marmelade/Pudding/heißer Luft bewegen
- im Wasser stehen, Ellbogen werden von Bällen getragen
- mit der Aufmerksamkeit immer unter dem Boden sein

dynamisch visualisieren

- ein Kügelchen bewegt sich durch den Körper
- ein Surfer bewegt sich auf der Welle durch den Körper
- im Körper ist ein Seil aufgehängt, das von unten Impulse weiterleitet
- der Körper ist eine Perlenschnur
- Gummiband von Schambein zu Ellbogen
- außen klein, innen groß
- außen langsam, innen schnell
- Stein ins Wasser werfen, Wellen breiten sich aus
- Bewegungen wie Nachhall in einer Kathedrale – den potenziellen Raum ausfüllen

formlos

- die «Leere» verkörpern
- Quelle sein
- die Einheit kultivieren
- die Intimität sein

G: externe Elemente

- Musik
- Natur (z.B. zusammen mit dem Wind oder den Wellen eine Übung machen)
- Widerstände (Gewichte, Kabelzüge, Swiss Ball, Pilatesrolle etc.)

Der Weg der Meisterschaft

Einleitung

wir sind nicht zu einfach
um das Komplizierte zu verstehen

wir sind zu kompliziert
um das Einfache zu verstehen

lerne, wie du lernst
nimm wahr, wie du wahrnimmst
verstehe, wie du verstehst
erkenne, wie du erkennst

I

bewegen

spüren fühlen empfinden
beobachten bezeugen wahrnehmen

verkörpern

zentrieren öffnen ausdehnen verbinden integrieren

entspannen sinken zentrieren
öffnen
ausdehnen weiten
verbinden vermischen vernetzen verschmelzen

entspannen sinken
entspannen strukturieren
entspannen atmen
entspannen öffnen

öffnen sinken
öffnen empfangen
öffnen ausdehnen

ausdehnen flirten
ausdehnen fokussieren
ausdehnen erkennen
ausdehnen vernetzen

vernetzen fließen
vernetzen kommunizieren
vernetzen kontexten
vernetzen integrieren

integrieren differenzieren
subtilisieren verwesentlichen
wirkenlassen würdigen
transformieren partizipieren

loslassen zulassen

impulsieren lenken vollenden

auflösen entfalten
dekonstruieren rekonstruieren
erforschen erfahren entdecken erleben

imitieren integrieren innovieren

erfahren interpretieren kreieren

erfahren subtilisieren verwesentlichen verwirklichen

II

wie ein Baum stehen
sich wie eine Welle bewegen

wie eine Welle stehen
sich wie ein Baum bewegen

III

spürend sehen
sehend schmecken
schmeckend hören
hörend riechen
riechend spüren

denkend fühlen
fühlend bezeugen
bezeugend empfinden
empfindend denken

IV

zur Essenz vordringen
ohne die Poesie aus dem Weg zu räumen

transformierend integrieren
integrierend transformieren

kraftvoll und doch flexibel
flexibel und doch strukturiert
strukturiert und doch frei
frei und doch präsent
präsent und doch leer
leer und doch geerdet
geerdet und doch in Bewegung
in Bewegung und doch still
still und doch dynamisch

dynamisch und doch zentriert
zentriert und doch in Kontakt
in Kontakt und doch eigenständig
eigenständig und doch gemeinsam
gemeinsam und doch ohne Absicht
ohne Absicht und doch klar
klar und doch weich
weich und doch bestimmt
bestimmt und doch zulassend
zulassend und doch fokussiert
fokussiert und doch umfassend

V

in die Mitte ausdehnen
in die Höhe sinken

ohne zu vereinen oder nicht zu vereinen...
Stille und Nicht-Stille
öffnen und nicht-öffnen
befreien und nicht-befreien
lösen und nicht-lösen

integrieren und nicht-integrieren
erleben und nicht-erleben
erfahren und nicht-erfahren
wahrnehmen und nicht-wahrnehmen
sein und nicht-sein
fließen und nicht-fließen
loslassen und nicht-loslassen
entspannen und nicht-entspannen
...vereinen

hier beginnen und hier enden
ohne hier zu beginnen und zu enden
ohne hier nicht zu beginnen und nicht zu enden

Der Weg der Meisterschaft – Teil 3

Erlöse mich aus der Scheinwelt
der Begriffe.
Sieh mich so, wie ich mich dir zeige:
nackt und unverhüllt. So gebe ich mich dir.
Schmecke mich. Nimm mich
und mach mich zu dir.
Ergreife mich und lass dich ergreifen.
Werde mein Körper und wachse mit mir
in den Körper der Welt.
Lass uns mehr werden als wir jemals sein können.

Sieh mich so, wie ich mich dir zeige.
Verwechsle mich nicht mit einem Bild,
das du dir von mir machst.
Sieh mich in jedem Augenblick neu.
Sieh in jedem Augenblick wie ich mich durch dich entfalte.
Sieh dich in jedem Augenblick neu.

Lass mich
durch die Pforte deines Atems
in deinen Tempel.

Bleibe nicht beim Sehen.
Lass mich erklingen wie die Tempelglocke,
welche die Stille in sich birgt.
Höre.
Kannst du einfach nur hören?
Kannst du hören ohne eine Meinung dazu zu haben?
Kannst du einfach und nur den Klang empfangen,
ohne etwas Anderes zu tun? Kannst du empfangen?

Wo spürst du dieses reine Hören im Körper?
Wo spürst du den reinen Klang ohne Reaktion im Körper?
Wer bist du in diesem reinen Hören?

Lass mich als Hören Gestalt annehmen.
Kannst du mir eine Gestalt zugestehen?
Wer bist du in meiner Gestalt?

Lass mich dich sprengen, deine Gestalt weiten.
Bleibe nicht beim Sehen, bleibe nicht beim Hören.
Spüre mich, wie ich deine Gestalt weite.
Wie du größer wirst, fest, stabil, und doch
empfangend.

Wer ich bin, fragst du,
ich bin du, ich bin das, was du nicht bist und
darum in Wirklichkeit bist.
Ich bin deine Notwendigkeit.
Ich bin deine Möglichkeit.
Ich bin du, wenn du dich entfalten lässt.
Lass mich zu.

Ich offenbare mich dir im Verweilen, nicht im Eilen.
Als offener Prozess kann ich dir nichts versprechen.
Das hieße, die Offenheit einzuengen.

Dieses Offensein und Öffnensein,
das ist mein größtes Geschenk an dich.

Die Anhänge

Übung

Hören Sie auf

Hören Sie auf, der Denker/die Denkerin zu sein. Denken ist trotzdem noch da.
Hören Sie auf, die sich Bewegende zu sein. Bewegung ist trotzdem noch da.
Hören Sie auf, der Beobachtende zu sein. Beobachten ist trotzdem noch da.
Hören Sie auf, die Empfindende zu sein. Empfinden ist trotzdem noch da.
Hören Sie auf, der Differenzierende zu sein. Differenzieren ist trotzdem noch da.
Hören Sie auf, der Integrierende zu sein. Integrieren ist trotzdem noch da.
Hören Sie auf, der Subtilisierende zu sein. Subtilisieren ist trotzdem noch da.
Hören Sie auf, die Verwesentlichende zu sein. Verwesentlichen ist trotzdem noch da.
Falls Ihnen in der Leere und Weite dieses Kosmos, der Sie sind, und in welchem Sie keinen Halt finden, schwindlig und sonst irgendwie unwohl werden sollte: Hören Sie auf. Mit der Übung.

Die Gesamtausgabe

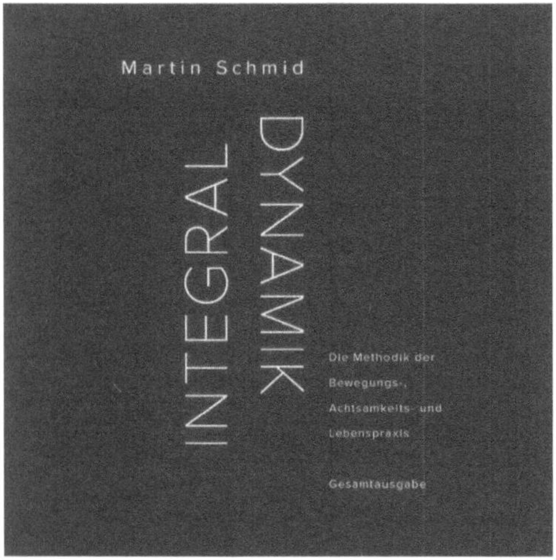

Die Übungen in diesem Buch entstammen der Gesamtausgabe, wo sie in klar erläuterte Zusammenhänge eingegliedert sind.

Erstmals bietet diese Gesamtausgabe einen umfassenden Überblick, sowohl über die Grundlagen der Integraldynamik und der in sie eingebetteten integralen Bewegung, als auch über ihre Anwendung auf verschiedensten Ebenen. Mit hunderten von Impulsen und Übungen ist sie ein unerschöpflicher Quell für alle, die sich mit Bewegung, Achtsamkeit oder schlicht dem Leben befassen.

Martin Schmid: Integraldynamik
Die Methodik der Bewegungs-, Achtsamkeits- und Lebenspraxis. Gesamtausgabe.
ISBN 978-3-9524161-3-6

Weitere Informationen und Gelegenheiten zur Praxis

Alle Kursangebote – zum Beispiel die Tage der Bewegung und Transformation in Korsika – sowie Bücher, Artikel und Musik von Martin Schmid finden Sie auf der Website.

integralmovement.info | integraldynamik.com

Martin Schmid

praktiziert seit 1988. Erst Qigong und Taiji, dann auch Kampfkünste, Yoga, Meditation und Kontemplation und viele Sportarten.

Er ist Mentor, Lehrer und Dozent für verschiedene Bewegungskünste, Bewegungspoet und Autor vielbeachteter Bücher und der beliebten Tipps und Impulse zu Qigong, Taiji, Yoga und integraler Bewegung.

Durch intensiven Dialog mit Menschen in Bewegung hat sich die Integraldynamik verdichtet, eine Methodik, die den ganzen Menschen in allen Lebensbereichen in Bewegung bringen kann.

integralmovement.info | integraldynamik.com | fragment8.com